绝密★启用前

考生姓名	
考生编号	

U1058521

国家执业药师资格考试最后密押5套卷

药事管理与法规试卷(1)

考生注意事项

1. 考生必须严格遵守各项考场规则。

(1)**考生在考试开考15分钟后不得入场。**

(2)交卷出场时间不得早于考试结束前30分钟。

(3)交卷结束后,不得再进考场续考,也不得在考场附近逗留或交谈。

2. 答题前,考生须在答题卡上填写考生姓名、报考单位和考生编号,同时涂写考试科目和考生编号的信息点。

3. 答案必须按要求涂写在指定的答题卡上,写在其他地方无效。

(1)填涂部分应该按照答题卡上的要求用2B铅笔完成,如要改动,必须用橡皮擦干净。

(2)书写部分必须用(蓝)黑色字迹钢笔、圆珠笔或签字笔在答题卡上作答。字迹要清楚。

4. **考试结束后,将答题卡装入原试卷袋中,试卷交给监考人员。**

药事管理与法规试卷(1)

一、最佳选择题(共40题,每题1分。每题的备选项中,只有1个最符合题意。)

1.《执业药师继续教育登记证书》上获得的学分的有效范围是

A. 在全国范围内有效

B. 在颁发机关所在省份内有效

C. 在取得者的居住地省份内有效

D. 在取得者的就业所在地有效

2. 根据《执业药师资格制度暂行规定》,执业药师注册有效期及期满前再次注册的时限分别为

A. 2年　3个月

B. 3年　3个月

C. 3年　6个月

D. 5年　3个月

3. 关于药品安全风险和药品安全风险管理措施的说法,错误的是

A. 药品的内在属性决定药品具有不可避免的药品安全风险

B. 不合理用药、用药差错是导致药品安全风险的关键因素

C. 药品生产企业应担负起药品整个生命周期的安全监测和风险管理工作

D. 实施药品安全风险管理的有效措施是要从药品注册环节消除各种药品风险因素

4. 关于建立覆盖城乡居民的基本医疗卫生制度的基本内容的说法,不正确的是

A. 建立健全公共卫生服务体系

B. 加快建设多层次医疗保障体系

C. 完善以县级公立医院为主的医疗服务体系

D. 建立健全以国家基本药物制度为基础的药品供应保障体系

5. 基本药物优先选择和合理使用制度是指

A. 公立医院对基本药物实行“零差率”销售

B. 政府举办的医疗卫生机构全部配备和优先使用基本药物

C. 政府举办的基层医疗卫生机构全部配备和使用基本药物,其他医疗机构按照规定使用基本药物

D. 所有零售药店均配备基本药物,并对基本药物实行“零差率”销售

6.《麻醉药品和精神药品管理条例》规定,药品零售连锁企业零售第二类精神药品的处方保存

A. 1年

B. 2年

C. 3年

D. 4年

7.《医疗用毒性药品管理办法》规定,医疗单位调配毒性药品,每次处方剂量不得超过

A. 2日剂量

B. 3日剂量

C. 2日极量

D. 3日极量

8. 各省级食品药品监管部门负责基本药物的监督性抽验工作,每年组织常规检查不得少于

A. 一次

B. 两次

C. 三次

D. 四次

9. 根据《关于建立国家基本药物制度的实施意见》，政府举办的基层医疗卫生机构配备使用的基本药物实行

A. 全国零售指导价销售

B. 零差率销售

C. 在进价的基础上加价 5% 销售

D. 在进价的基础上加价 10% 销售

10. 负责组织制定国家基本药物制度目录的机关是

A. 卫生计生部门

B. 中医药管理部门

C. 商务管理部门

D. 发展和改革宏观调控部门

11.《处方管理办法》规定，急诊处方印制用纸应为

A. 淡蓝色　　B. 淡红色

C. 淡黄色　　D. 淡绿色

12. 根据《关于建立国家基本药物制度的实施意见》，关于基本药物使用的说法正确的是

A. 政府举办的所有医疗机构全部配备和使用国家基本药物

B. 政府举办的基层医疗卫生机构优先配备和使用国家基本药物

C. 政府举办的医疗机构可不配备基本药物

D. 基本药物全部纳入基本医疗保障药物报销目录

13. 国家基本药物的遴选原则是

A. 临床常用、价格合理、中西药并重、基本保障、市场供应充足

B. 临床必需、安全有效、价格合理、使用方便、市场能够保证供应

C. 保证品种和质量、引入竞争机制、合理控制成本、方便购药和便于管理

D. 防治必需、安全有效、价格合理、使用方便、中西药并重、基本保障、临床首选和基本能够配备

14.《药品注册管理办法》规定，应按照仿制药申请程序申报的是

A. 已批准上市的，与原研药品质量和疗效一致的生物制品的注册

B. 已批准上市的，与原研药品质量和疗效一致的天然药物的注册

C. 已上市药品改变剂型的注册

D. 已上市药品改变给药途径的注册

15.《药品经营许可证管理办法》规定，开办药品经营企业必须具有

A. 保证所经营药品质量的规章制度

B. 保证所经营药品安全的规定制度

C. 保证企业服务质量的规章制度

D. 促进药品营销的规章制度

16.《药品经营质量管理规范》规定，对企业经营药品的质量负主要责任的是

A. 该企业质量管理机构负责人

B. 该企业的执业药师

C. 该企业的负责人

D. 企业储存与养护部门负责人

17. 根据《药品经营质量管理规范实施细则》，药品零售企业和零售连锁门店

A. 对陈列的药品应按季进行检查

B. 销售药品时，不得采用附赠药品的销售方式

C. 可以开架销售处方药

D. 购进药品时，应索要该批号药品的质量检验报告书

18.《药品流通监督管理办法》规定，药品经营企业可以从事的采购活动是

A. 从非法药品市场采购

B. 采购医疗机构配制的制剂

C. 向无《药品经营许可证》的单位和个人采购

D. 从城乡集市贸易市场采购中药材

19. 我国甲药品批发企业代理了境外乙制药厂商生产的疫苗，销售使用后，发现该疫苗存在安全隐患，应实施召回。根据《药品召回管理办法》，该药品召回行为的主体应是

A. 国家药品监督管理部门

B. 疫苗销售地省级药品监督管理部门

C. 甲药品批发企业所在地省级药品监督管理部门

D. 乙制药厂商

20. 根据《药品经营许可证管理办法》，药品经营企业依法变更许可事项应重新办理《药品经营许可证》的情形是

A. 药品批发企业增设大型仓库

B. 药品零售企业变更经营方式

C. 药品批发企业变更法定代表人

D. 药品批发企业增加疫苗经营范围

21. 根据处方点评结果，不合理处方分为不规范处方、不适宜处方和超常处方，下列属于不适宜处方的是

A. 处方医生签名不能准确识别的处方

B. 慢性病需延长处方用量未注明理由的处方

C. 中成药与中药饮片未分别开具的处方

D. 存在有潜在临床意义的配伍禁忌的处方

22. 根据《药品说明书和标签管理规定》，有关药品商品名称规定的表述正确的是

A. 未经国家食品药品监督管理局批准作为商品名称使用的注册商标，不准印刷在包装标签上

B. 药品商品名称的字体以单字面积计不得大于通用名称所用字体的四分之一

C. 药品通用名称的字体和颜色不得比药品商品名称更突出和显著

D. 药品商品名称不得与通用名称同行书写

23. 根据《药品说明书和标签管理规定》，说明书和标签必须印有规定的标识的是

A. 麻醉药品、外用药品

B. 非处方药品、精神药品

C. 放射性药品

D. 以上都是

24. 违反《中华人民共和国广告法》规定，在药品广告发布中说明治愈率或有效率的，对广告者

责令改正,没收广告费用,并可处罚款。实施处罚的机关是

A. 药品监督管理部门　　B. 物价管理部门

C. 工商行政管理部门　　D. 卫生行政管理部门

25.《药品广告审查发布标准》规定,可以发布广告的药品为

A. 麻醉药品　　B. 医疗用毒性药品

C. 第二类精神药品　　D. 非处方药

26. 根据《药品广告审查办法》规定,提供虚假材料申请药品广告审批的,被药品广告审查机关在受理审查中发现的,几年内不受理该企业该品种的广告审批申请

A. 1 年内　　B. 2 年内

C. 3 年内　　D. 4 年内

27.《互联网药品信息服务管理办法》规定,提供互联网药品信息服务的网站可以发布信息的产品有

A. 处方药　　B. 第一类精神药品

C. 第二类精神药品　　D. 戒毒药品

28. 以下有关消费者权利的表述,不符合《中华人民共和国消费者权益保护法》规定的是

A. 消费者在购买、使用商品和接受服务时,享有人身、财产安全不受损害的权利

B. 消费者享有知悉其购买、使用的商品或者接受的服务的真实情况的权利

C. 消费者享有自主选择商品或者服务的权利

D. 消费者在购买、使用商品或者接受服务时,享有要求回扣的权利

29. 根据《中华人民共和国反不正当竞争法》规定,不属于侵犯商业秘密的行为是

A. 通过签订合同获取权利人的商业秘密

B. 以盗窃、利诱、胁迫或者其他不正当手段获取权利人的商业秘密

C. 披露、使用或者允许他人使用不正当手段获取权利人的商业秘密

D. 违反约定或者违反权利人有关保守商业秘密的要求,披露、使用或者允许他人使用其所掌握的商业秘密

30. 具有药品生产特色的职业道德要求不包括

A. 保证生产,社会效益与经济效益并重

B. 发展企业,追求利润最大化

C. 质量第一,自觉遵守规范

D. 依法促销,诚信推广

31.《中华人民共和国行政处罚法》规定,对当事人可不予行政处罚的情形是

A. 受他人胁迫有违法行为的

B. 主动消除或者减轻违法行为危害后果的

C. 配合行政机关查处违法行为有立功表现的

D. 违法行为轻微并及时纠正,没有造成危害后果的

32. 应将医疗机构取得印鉴卡的情况向本行政区域内定点批发企业通报的是

A. 省卫生行政部门　　B. 省药品监督管理部门

C. 省公安部门　　D. 省工商部门

33. 根据《疫苗流通和预防接种管理条例》,关于疫苗的管理正确的是

A. 第一类疫苗最小包装上没有标明免费字样
B. 强制当地儿童接种第二类疫苗
C. 疫苗批发机构用普通车辆运输疫苗
D. 县级疾病预防控制机构可以向接种单位供应第二类疫苗

34. 根据《药品说明书和标签管理规定》,关于药品说明书规定的说法错误的是
A. 非处方药应列出主要辅料名称
B. 注射剂应列出全部辅料名称
C. 化学药列出全部活性成分
D. 中成药组方中应列出全部中药药味

35. 某药品,生产日期为2016年07月13日,若保质期为2年,则有效期的标注格式正确的是
A. 有效期至2018年07月
B. 有效期至18年07月
C. 有效期至13日06月2018年
D. 有效期至2018年07月12日

36. 根据《中华人民共和国广告法》,可做广告的药品是
A. 地西泮
B. 美沙酮口服液
C. 吗啡阿托品注射液
D. 六味地黄丸

37. 甲商场为打垮竞争对手乙商场,在网上发帖谎称乙商场销售假皮鞋,乙商场的声誉因此受到损害。根据《反不正当竞争法》的规定,下列对甲商场发帖行为定性的表述中正确的是
A. 侵犯商业秘密行为
B. 诋毁商誉行为
C. 比较广告行为
D. 虚假陈述行为

38. 下列情形中,应按假药论处的是
A. 擅自添加矫味剂
B. 将生产批号"110324"更改为"120328"
C. 以淀粉冒充感冒片
D. 片剂表面霉迹斑斑

39. 根据《医疗器械监督管理条例》规定,《医疗器械经营许可证》的有效期为
A. 1年
B. 2年
C. 3年
D. 5年

40. 保健食品批准证书的有效期为
A. 1年
B. 2年
C. 5年
D. 7年

二、配伍选择题(共50题,每题1分。备选答案在前,试题在后。每组题均对应同一组备选答案,每题只有一个正确答案。每个备选答案可重复选用,也可不选用。)

[41-43]
A. 救死扶伤,不辱使命
B. 尊重患者,平等相待
C. 依法执业,质量第一
D. 尊重同仁,密切协作

41. 尊重患者或消费者的价值观、知情权、自主权、隐私权，一视同仁是指
42. 依法独立执业，科学指导用药，保证公众用药安全、有效、经济、适当是指
43. 应当与同仁和医护人员相互理解，相互信任，以诚相待，密切配合是指

[44－45]

A. 请求消费者协会组织调解

B. 与经营者协商和解

C. 向有关行政部门申请行政裁决

D. 向人民法院提起诉讼

44. 消费者和经营者发生消费权益争议的解决途径不包括
45. 消费者和经营者发生消费权益争议的解决途径中，其结果具有强制执行力的最后解决手段是

[46－48]

A. 具有大学本科以上学历、执业药师资格和三年以上药品经营质量管理工作经历

B. 具有预防医学、药学、微生物学或者医学等专业大学本科以上学历

C. 具有药学或者医学、生物、化学相关专业中专以上学历

D. 具有药学中专或者医学、生物、化学等相关专业大学专科以上学历

根据《药品经营质量管理规范》，在药品批发企业中：

46. 质量管理工作人员应当具备的最低学历或资质要求是
47. 验收、养护工作人员应当具备的最低学历或资质要求是
48. 采购工作人员应当具备的最低学历或资质要求是

[49－51]

A. 有涉及药品的宣传广告

B. 在大众传播媒介发布广告

C. 发布广告

D. 在零售药店销售

49. 处方药不得
50. 非药品不得
51. 未取得广告批准文号的药品不得

[52－53]

A. 中药

B. 处方药

C. 非处方药

D. 医疗机构配制的制剂

52. 不得在市场上销售或者变相销售的是
53. 实行品种保护的是

[54－56]

A. 国内供应不足的药品

B. 新发现和从国外引种的药材

C. 有关部门规定的生物制品

D. 没有实施批准文号管理的中药材

《中华人民共和国药品管理法》规定：

54. 国务院药品监督管理部门有权限制或者禁止出口的是
55. 经国务院药品监督管理部门指定药品检验机构进行检验合格方可进口的是
56. 无须从具有药品生产、经营资格的企业购进的是

[57－58]

A. 责令停产、停业整顿,并处五千元以上二万元以下的罚款

B. 处二万元以上十万元以下的罚款

C. 五年内不受理其申请,并处一万元以上三万元以下的罚款

D. 责令改正,给予警告,对单位并处三万元以上五万元以下的罚款

57. 提供虚假证明或者采取欺骗手段取得药品生产、经营许可证的,除吊销许可证外,还应
58. 药品的生产企业、经营企业、研究机构,未按照规定实施相应质量管理规范且逾期不改正的,应

[59－61]

A. 国务院质量技术监督管理部门负责

B. 国务院卫生行政部门负责

C. 国务院药品监督管理部门负责

D. 省级人民政府药品监督管理部门负责

《中华人民共和国药品管理法实施条例》规定:

59. 生产注射剂的药品生产企业的 GMP 认证
60. 生产放射性药品的生产企业的 GMP 认证
61. 生产片剂、胶囊剂的药品生产企业的 GMP 认证

[62－65]

A. 市(地)级药品监督管理机构

B. 国务院工商行政管理部门

C. 省级人民政府药品监督管理部门

D. 国务院药品监督管理部门

《中华人民共和国药品管理法实施条例》规定:

62. 药品生产企业使用的直接接触药品的包装材料和容器,批准注册的部门是
63. 医疗机构配制制剂所使用的直接接触药品的包装材料和容器,批准的部门是
64. 药品包装、标签、说明书必须依照何部门的规定印制
65. 组织制定和公布直接接触药品的包装材料和容器的药用要求与标准的部门是

[66－67]

A. 首次进口 5 年以内的进口药品

B. 已受理注册申请的新药

C. 已过新药监测期的国产药品

D. 处于Ⅲ期临床试验的药物

66. 根据《药品不良反应报告和监测管理办法》,应报告所有不良反应的是
67. 根据《药品不良反应报告和监测管理办法》,应报告新的和严重的不良反应的是

[68－70]

A. 绿色标牌　　B. 蓝色标牌

C. 红色标牌　　D. 黄色标牌

在人工作业的库房储存药品，按质量状态实行色标管理

68. 准备出库销售应挂

69. 其他企业退回的药品应挂

70. 已经超过药品有效期的应挂

[71－74]

A. 布桂嗪　　B. 哌醋甲酯

C. 曲马多　　D. 麦角酸

71. 按药品类易制毒化学品管理的是

72. 按麻醉药品管理的是

73. 按第一类精神药品管理的是

74. 按第二类精神药品管理的是

[75－76]

A. 甲类非处方药

B. 乙类非处方药

C. 在药品分类管理中目前实行双轨制的药品

D. 药品生产企业使用的指南性标志

75. 非处方药绿色专有标识图案用于

76. 非处方药红色专有标识图案用于

[77－80]

A. 当日　　B. 三日

C. 五日　　D. 七日

《处方管理办法》规定：

77. 处方的有效期限一般为

78. 处方最长有效期不得超过

79. 急诊处方的用量一般不得超过

80. 一般处方的用量不得超过

[81－82]

A. 新药申请

B. 进口药品申请

C. 补充申请

D. 仿制药申请

《药品注册管理办法》规定：

81. 未曾在中国境内上市销售的药品的注册申请为

82. 境外生产的药品在中国境内上市销售的注册申请为

[83－85]

A. 蓝色标志　　B. 红色标志

C. 黄色标志　　D. 绿色标志

《药品经营质量管理规范实施细则》规定：

83. 不合格药品库(区)是

84. 退货药品库(区)是

85. 合格药品库(区)是

[86 - 88]

A.《基本医疗保险药品目录》中的药品

B.《基本医疗保险药品目录》中的“甲类目录”

C.《基本医疗保险药品目录》中的“乙类目录”

D.《基本医疗保险药品目录》中的中药饮片

86. 由国家统一制定,各地不得调整的是

87. 由国家制定,各省可根据当地经济水平、医疗需求和用药习惯适当进行调整的是

88. 临床治疗必需、使用广泛、疗效好,同类药品中价格低的药品是

[89 - 90]

A. 救死扶伤,不辱使命

B. 尊重患者,平等相待

C. 依法执业,质量第一

D. 进德修业,珍视声誉

根据《中国执业药师职业道德准则适用指导》:

89. “执业药师应当在患者和公众生命安全存在危险的紧急情况下提供必要的药学服务和救助措施”属于

90. “执业药师不得在药学专业服务的项目、内容、费用等方面欺骗患者”属于

三、综合分析选择题(共 20 题,每题 1 分。题干分为若干组,每组题目基于同一个临床情景、病例、实例或者案例的背景信息逐题展开。每题的备选项中,只有一个最佳答案。)

[91 - 93]

某市人民医院呼吸科王医生为肺癌患者李某开具了规定用量的美沙酮片。请回答下列问题:

91. 该处方的印刷用纸为

A. 淡黄色

B. 淡绿色

C. 淡红色

D. 白色

92. 该处方不得超过

A. 一次常用量

B. 3 日常用量

C. 7 日常用量

D. 15 日常用量

93. 该处方应当保存

A. 1 年

B. 2 年

C. 3 年

D. 5 年

[94 - 96]

刘三近期频繁出入各大药房,大量购买新康泰克胶囊,接到药店工作人员举报后,刘三被当地公安机关依法逮捕。请回答下列问题:

94. 新康泰克胶囊属于

A. 麻醉药品

B. 精神药品

C. 药品类易制毒化学品

D. 含特殊药品复方制剂

95. 根据《处方管理办法》规定，单位剂量麻黄碱类药物含量超过多少时，必须凭处方销售

A. 10mg

B. 20mg

C. 30mg

D. 40mg

96. 药店销售新康泰克胶囊时，除处方药按处方剂量销售外，一次销售不得超过

A. 5 个最小包装

B. 3 个最小包装

C. 4 个最小包装

D. 2 个最小包装

[97－98]

省药监局接到举报，发现某小型药厂在生产三黄片的过程中擅自添加过量的淀粉，目前已全部销售完毕，销售金额合计 10 万元。截止到案发，尚未发现对消费者造成危害。请回答下列问题：

97. 根据《药品管理法》规定，该药品属于

A. 劣药

B. 假药

C. 按劣药论处

D. 按假药论处

98. 药监部门对该药品生产企业可以做出的处罚，不包括

A. 责令停产停业

B. 没收该药品生产企业的违法所得

C. 处 30 万元罚款

D. 其直接负责的主管人员和其他直接责任人员十年内不得从事药品生产、经营活动

[99－100]

某军区野战旅医院的黄药师接到一个含有头孢拉定胶囊的 2 岁男孩的处方。请回答下列问题：

99. 该处方的印刷用纸为

A. 淡黄色

B. 淡绿色

C. 淡红色

D. 白色

100. 该处方用量不得超过

A. 一次常用量

B. 3 日常用量

C. 7 日常用量

D. 15 日常用量

[101－104]

经省药监局审核，某药品零售连锁企业于 2016 年 6 月正式取得《药品经营许可证》，核准经营范围为中药饮片、中成药、抗生素原料药及其制剂、生化药品。请回答下列问题：

101. 该药品零售连锁企业所得的《药品经营许可证》的有效期为

A. 1 年

B. 3 年

C. 5 年

D. 7 年

102. 根据《药品经营许可管理办法》，不符合开办药品零售连锁企业规定的是

A. 具有保证所经营药品质量的规章制度

B. 质量负责人应有一年以上（含一年）药品经营质量管理工作的经验

C. 大型药品零售连锁企业可以从事第一类精神药品零售业务

D. 在超市内设立零售药店的，必须具有独立的区域

103. 该药品零售连锁企业的分店可以从供货商采购的药品是

A. 抗生素原料药及其制剂

B. 第二类精神药品和化学药制剂

C. 医疗用毒性药品和中药饮片

D. 血液制品和生化药品

104. 下列除哪项外，均属于许可事项变更

A. 法定代表人
B. 企业名称
C. 注册地址
D. 经营范围

[105－108]

2016 年 3 月 3 日，某药品生产企业在本市的《都市娱乐频道》上播放了一则药品广告，药品广告批准文号为：国药广审（视）第 2015030725 号。该广告宣称"各大医院权威认证，安全起效，一个疗程彻底痊愈，无效退款"。请回答下列问题：

105. 该药品生产企业应向哪个部门申请药品广告批准文号

A. 国家药品监督管理部门

B. 企业所在地省级药品监督管理部门

C. 企业所在地市级药品监督管理部门

D. 企业所在地县级药品监督管理部门

106. 若该药品生产企业取得药品广告批准文号后，拟在外省进行广告宣传

A. 无需审批

B. 发布前，需要经过企业所在地省级药品监督管理部门的批准

C. 发布前，需要经过发布地省级药品监督管理部门的批准

D. 发布前，需要经过发布地省级药品监督管理部门的备案

107. 对该药品广告内容的说法，正确的是

A. 提供虚假材料申请药品广告审批

B. 含有不科学地表示功效的断言和保证

C. 任意扩大产品适应证（功能主治）范围

D. 篡改经批准的药品广告内容进行虚假宣传

108. 若该药品生产企业取得广告批准文号后，擅自篡改了经批准的药品广告内容，药监部门除了应当撤销该药品广告批准文号外，几年内不予受理该品种的广告审批申请

A. 1 年
B. 2 年
C. 3 年
D. 4 年

[109－110]

某制药企业新药研发中心研制了一种新药，该药品目前在国内属于首次研制，不过该药品在美国已经上市 5 年了，临床疗效非常理想。请回答下列问题：

109. 按照化学药品注册分类，该药品属于

A. 1 类新药
B. 2 类新药
C. 3 类新药
D. 4 类新药

110. 为了加快创新性国家的发展，根据我国相关政策，科研人员也可以申请药品批准文号，此项制度为

A. 药品上市股份持有人制度

B. 药品上市许可持有人制度

C. 药品研发成果持有人制度

D. 药品生产许可持有人制度

四、多项选择题(共10题,每题1分。每题的备选项中有2个或2个以上正确答案。少选、错选、多选均不得分。)

111. 关于GAP的说法,正确的有

A. 从事中药材生产的企业必须通过GAP认证并取得GAP证书

B. GAP适用于中药材(包括植物药和动物药)生产全过程

C. 实施GAP有利于促进中药标准化、现代化

D. GAP是中药材生产质量管理规范

112. 下列选项中,执业药师需要办理变更手续的有

A. 变更执业地区

B. 变更执业单位

C. 变更执业范围

D. 变更执业岗位

113. 根据《中共中央、国务院关于深化医药卫生体制改革的意见》,建议国家基本药物制度可以实施的措施有

A. 对基本药物实施公开招标采购,统一配送

B. 对国家基本药物实行全国统一采购价格

C. 县级以上医院应全部配备和使用国家基本药物

D. 基本药物报销比例要明显高于非基本药物报销比例

114. 根据《处方药与非处方药分类管理办法》,必须持有《药品经营许可证》的企业是

A. 经营处方药的批发企业

B. 经营非处方药的批发企业

C. 经营处方药的零售企业

D. 经营甲类非处方药的零售企业

115. 下列选项中,属于工商行政管理部门负责的有

A. 药品生产、经营企业的工商登记、注册

B. 查处无照生产、经营药品的行为

C. 药品广告监督与处罚发布虚假违法药品广告的行为

D. 负责药品价格的监督管理工作

116.《处方药与非处方药流通管理暂行规定》要求,销售处方药和甲类非处方药的零售药店

A. 必须具有《药品经营许可证》

B. 不得以开架自选的方式销售处方药

C. 必须开架销售非处方药

D. 不得采用有奖销售、附赠药品或礼品等销售方式售药

117.《药品召回管理办法》规定,药品使用单位发现其使用的药品存在安全隐患的

A. 应当立即停止销售或者使用该药品

B. 应当通知药品生产企业或者供货商

C. 应当立即退给药品生产企业或者供货商

D. 应当协助药品生产企业控制和收回存在安全隐患的药品

118.《医疗机构制剂注册管理办法(试行)》规定,不得作为医疗机构制剂申报的品种包括

A. 中药注射剂　　B. 麻醉药品
C. 精神药品　　D. 医疗用毒性药品

119.《药品广告审查发布标准》规定,处方药

A. 不可以在大众传播媒介发布广告或者以其他方式进行以公众为对象的广告宣传
B. 不可以在国务院卫生行政部门和 CFDA 共同指定的医学、药学专业刊物上发布广告
C. 不可以以赠送医学、药学专业刊物等形式向公众发布广告
D. 不可以以处方药名称或者以处方药名称注册的商标以及企业字号为各种活动冠名

120. 根据《药品经营质量管理规范》,符合药品零售企业药品陈列要求的情形有

A. 按药品的剂型或用途分类陈列
B. 外用药与其他药品分开摆放
C. 处方药、非处方药分区陈列,并有处方药、非处方药专用标识
D. 拆零药品集中存放于拆零专柜

绝密★启用前

考生姓名	
考生编号	

国家执业药师资格考试最后密押5套卷
药事管理与法规试卷(2)

考生注意事项

1. 考生必须严格遵守各项考场规则。
(1) **考生在考试开考15分钟后不得入场。**
(2) 交卷出场时间不得早于考试结束前30分钟。
(3) 交卷结束后,不得再进考场续考,也不得在考场附近逗留或交谈。
2. 答题前,考生须在答题卡上填写考生姓名、报考单位和考生编号,同时涂写考试科目和考生编号的信息点。
3. 答案必须按要求涂写在指定的答题卡上,写在其他地方无效。
(1) 填涂部分应该按照答题卡上的要求用2B铅笔完成,如要改动,必须用橡皮擦干净。
(2) 书写部分必须用(蓝)黑色字迹钢笔、圆珠笔或签字笔在答题卡上作答。字迹要清楚。
4. **考试结束后,将答题卡装入原试卷袋中,试卷交给监考人员。**

药事管理与法规试卷(2)

一、最佳选择题(共40题,每题1分。每题的备选项中,只有1个最符合题意。)

1. 根据执业药师资格制度现行规定,不属于注销注册执业药师情形的是
  A. 死亡或被宣告失踪的
  B. 受开除行政处分的
  C. 受行政处罚的
  D. 无正当理由不在岗执业超过半年以上者
2. 根据《执业药师资格制度暂行规定》,执业药师的职责不包括
  A. 执业药师必须遵守职业道德,忠于职守
  B. 对违反《药品管理法》及有关法规的行为或决定,有责任提出劝告、制止、拒绝执行并向上级报告
  C. 负责对药品质量的监督和管理
  D. 负责药品的采购及经济管理
3. 根据《中华人民共和国药品管理法实施条例》的规定,应当自取得《药品经营许可证》之日起30日内,按照规定向药品监督管理部门申请《药品经营质量管理规范》认证的单位是
  A. 药品批发企业
  B. 药品零售企业
  C. 药品批发和零售企业
  D. 新开办药品批发和零售企业
4. 根据《中华人民共和国药品管理法实施条例》的规定,申请进口的药品,未在生产国家或者地区获得上市许可的
  A. 在限定条件下可以依法批准进口
  B. 不允许进口
  C. 经出口国或地区药品管理部门批准后可以进口
  D. 只要有市场就可以进口
5. 根据有关司法解释,生产、销售假药应认定为刑法第141条规定的“足以严重危害人体健康”的情况是
  A. 生产、销售假药被使用后,对人造成轻伤、重伤的
  B. 生产、销售假药经法定药品检验机构鉴定,含有的有毒有害物质超过国家药品标准规定的
  C. 生产、销售假药被使用后,致人严重残疾的
  D. 生产、销售假药被使用后,造成三人以上重伤,十人以上轻伤的
6.《医疗用毒性药品管理办法》规定,药品零售企业供应和调配毒性药品
  A. 凭盖有医生所在医疗单位公章的正式处方,不得超过三日极量
  B. 凭工作证销售给个人,不得超过二日极量
  C. 凭医师处方,不得超过三日极量

D. 凭盖有医生所在医疗单位公章的正式处方，不得超过二日极量

7. 根据《处方药与非处方药分类管理办法(试行)》，非处方药标签和说明书除符合相关规定外，用语应当

A. 专业、科学、明确，便于使用

B. 科学、易懂，便于消费者自行判断、选择和使用

C. 便于医师判断、选择和使用

D. 便于药师判断、选择和使用

8. 下列关于国家食品药品监督管理部门批准的进口保健食品批准文号，正确的是

A. 国食健注 G2012××××

B. 国食健字(2003)第××××号

C. 国食健注 J2015××××

D. 国食健进字(2005)第××××号

9. 负责药品广告监督，处罚发布虚假违法药品广告的行为的职能部门是

A. 工商行政管理部门

B. 人力资源和社会保障部门

C. 国家中医药管理局

D. 工业和信息化部

10. 关于新药监测期的有关规定，错误的是

A. 药品生产企业应当经常考察处于监测期内新药的生产工艺

B. 新药的监测期自新药批准生产之日起计算，最长不得超过 5 年

C. 监测期内的新药，国家药品监督管理部门将不再受理其他企业生产、改变剂型和进口该药的申请

D. 监测期内的新药应根据临床应用分级管理制度限制使用

11.《处方药与非处方药流通管理暂行规定》要求对医师处方进行审核，签字的人员必须是

A. 药店经理　　B. 值班经理

C. 店员　　D. 执业药师

12. 根据《处方管理办法》规定，医师处方必须遵循的原则是

A. 科学、诚实、信誉　　B. 安全、有效、经济

C. 科学、有效、安全　　D. 安全、有效、稳定

13. 根据《处方管理办法》规定，处方书写规则错误的是

A. 每张处方不得超过 5 种药品

B. 字迹清楚，不得涂改；如需修改，应当在修改处签名并注明修改日期

C. 药品用法可用规范的中文、英文、拉丁文或者缩写体书写

D. 一般不需要注明临床诊断

14. 根据《药品不良反应监测管理办法》，国家对药品不良反应实行

A. 逐级、不定期报告制度

B. 超级、定期报告制度

C. 逐级、定期报告制度

D. 越级、不定期报告制度

15. 开办药品生产企业，应当具备的条件不包括

A. 具有依法经过资格认定的药学、工程及相应的技术工人

B. 具有与其相适应的营业场所

C. 具有与其药品生产相适应的厂房

D. 具有能对所生产药品进行质量管理、检验的必要的仪器设备

16. 药品生产企业不得委托生产的药品是

A. 中药片剂

B. 生物制品

C. 中成药

D. 中药饮片

17.《药品召回管理办法》中，根据药品安全隐患的严重程度，药品的一级召回是指

A. 使用该药品一般不会引起健康危害，但由于其他原因需要收回的

B. 使用该药品可能引起严重健康危害的

C. 使用该药品可能引起暂时的或者可逆的健康危害的

D. 该药品在超剂量使用时，发现有严重健康危害的

18. 开办药品批发企业和药品零售企业，必须具有药品监督管理部门批准发给的

A.《药品生产许可证》

B.《药品经营许可证》

C.《药品销售许可证》

D.《药品质量检验报告》

19. 根据《药品经营许可管理办法》，不符合开办药品零售企业规定的是

A. 具有保证所经营药品质量的规章制度

B. 质量负责人应有一年以上(含一年)药品经营质量管理工作的经验

C. 大型药品零售连锁企业可以从事第一类精神药品零售业务

D. 在超市内设立零售药店的，必须具有独立的区域

20. 根据《药品经营许可证管理办法》，由原发证机关注销《药品经营许可证》的情形不包括

A.《药品经营许可证》有效期届满未换证的

B. 药品经营企业负责人在药品购销活动中，收受其他经营企业的财务构成犯罪的

C.《药品经营许可证》被依法撤销、撤回、吊销、收回或缴销的

D. 不可抗力导致《药品经营许可证》的许可事项无法实施的

21. 根据《药品流通监督管理办法》，药品零售企业可以

A. 不凭处方销售处方药

B. 不凭处方销售甲类非处方药

C. 购进和销售医疗机构配制的制剂

D. 临时在经药品监督管理部门核准的地址以外的场所储存药品

22. 根据《医疗机构药事管理暂行规定》，临床药学技术人员的业务范围不包括

A. 指导合理用药

B. 提供用药咨询服务

C. 实施治疗药物监测

D. 参与临床药物试验

23.《医疗机构制剂配制监督管理办法(试行)》规定，申请制剂委托配制的资料不包括

A. 委托方的《医疗机构制剂许可证》、制剂批准证明文件复印件

B. 受托方的《药品生产许可证》《药品生产质量管理规范》认证证书或者《医疗机构制剂许可证》复印件

C. 委托方的《药品生产许可证》复印件

D. 委托配制的制剂质量标准、配制工艺

24. 不能纳入基本医疗保险用药范围的药品,不包括

A. 起滋补作用的药品

B. 可以入药的动物脏器

C. 急救所需的血液制品、蛋白类制品

D. 中药饮片泡制的各类酒制剂

25. 根据《医疗机构药事管理规定》,医疗机构药师的主要工作职责不包括

A. 向公众宣传合理用药知识

B. 从事儿科新药的研究和开发

C. 进行肿瘤化疗药物静脉用药的配制

D. 开展药学查房,讨论对危重患者的医疗救治

26. 根据《医疗机构制剂注册管理办法(试行)》,医疗机构制剂批准文号的有效期为

A. 1 年　　B. 2 年　　C. 3 年　　D. 4 年

27. 根据《医疗机构制剂配制质量管理规范(试行)》,制剂室负责人的学历要求是

A. 中专以上药学或者相关专业学历

B. 大专以上药学或者相关专业学历

C. 本科以上药学或者相关专业学历

D. 大专以上药学学历

28. 根据《医疗机构制剂配制监督管理办法(试行)》,应办理《医疗机构制剂许可证》许可事项变更的是

A. 医疗机构名称变更　　B. 法定代表人变更

C. 制剂室负责人变更　　D. 注册地址变更

29. 根据《药品广告审查发布标准》,药品广告宣传中不得出现的是

A. 药品广告上注明了药品生产企业的名称

B. 电视台在早晨 6 : 00 播出含有改善性功能的药品广告

C. 药品广告上有"负责无效索赔"的承诺

D. 处方药广告上有"本广告仅供医学药学专业人员阅读"的忠告语

30. 根据《中华人民共和国消费者权益保护法》,购买商品时,消费者的权利不包括

A. 要求经营者提供商品的生产工艺

B. 依法成立维护自身合法权益的社会团体

C. 对经营者提供的商品进行比较、鉴别和监督

D. 获得质量保障、价格合理、计量正确等公平交易条件

31.《中华人民共和国药品管理法》规定,药品生产企业不得申请委托生产的药品包括

A. 天然药物提取物　　B. 中药饮片

C. 各类注射剂　　D. 血液制品、疫苗制品

32. 根据《处方管理办法》,医疗机构不得限制门诊就诊人员持处方到零售药店购药的是

A. 麻醉药品处方　　B. 精神药品处方

C. 医疗用毒性药品处方　　D. 妇科处方

33. 根据《医疗机构制剂注册管理办法(试行)》,下列品种中,可以作为医疗机构制剂申报

的是

A. 市场上没有供应的经典方剂

B. 市场上没有供应的中药、化学药组成的复方制剂

C. 市场上没有供应且临床需用的麻醉药品

D. 市场上没有供应的中药注射剂

34. 根据《处方药与非处方药分类管理办法(试行)》,关于药品按处方药与非处方药分类管理的说法,正确的是

A. 按照药品品种、规格、给药途径及疗效的不同进行分类管理

B. 按照药品类别、规格、适应证、成本效益比的不同进行分类管理

C. 按照药物经济学评价指标中的风险效益比和成本效益比的不同进行分类管理

D. 按照药品品种、规格、适应证、剂量及给药途径的不同进行分类管理

35. 根据《药品不良反应报告和监测管理办法》,药品生产企业应开展药品不良反应重点监测的品种不包括

A. 新药监测期内的药品

B. 首次进口 5 年内的药品

C. 省级以上药品监督管理部门要求的特定药品

D. 国家基本药物目录中的药品

36. 对违反《中药品种保护条例》,擅自仿制和生产中药保护品种的,由县级以上药品监督管理部门以下列哪项依法论处

A. 生产假药

B. 生产劣药

C. 生产伪劣品种

D. 生产伪劣中药材

37. 根据《关于加强中药饮片监督管理的通知》,有关生产中药饮片的说法错误的是

A. 生产中药饮片必须持有《药品生产许可证》和《药品 GMP 证书》

B. 必须使用符合药用标准的中药材,并尽量选择多种药材产地

C. 必须严格执行国家药品标准和地方中药饮片炮制规范、工艺规程

D. 必须在符合药品 GMP 条件下组织生产中药饮片

38. 根据《疫苗流通和预防接种管理条例》,关于疫苗的管理正确的是

A. 一类疫苗最小包装上没有标明免费字样

B. 强制当地儿童接种第二类疫苗

C. 疫苗生产企业用普通车辆运输疫苗

D. 县级疾病预防控制机构可以向接种单位供应第二类疫苗

39. 依据《化妆品卫生监督条例》,我国将化妆品分为特殊用途化妆品和非特殊用途化妆品。下列属于非特殊用途化妆品的是

A. 染发类

B. 脱毛类

C. 香水类

D. 防晒类

40. 根据《疫苗流通和预防接种管理条例》,下列关于疫苗流通管理的说法错误的是

A. 药品零售企业不得从事疫苗经营活动

B. 疫苗生产企业可以向接种单位销售本企业生产的第一类疫苗和第二类疫苗

C. 从事疫苗经营活动应当具有保证疫苗质量的冷藏设施、设备

D. 疫苗批发企业在销售疫苗时，应当提供由药品检验机构依法签发的合格证或者审核批准证明复印件，并加盖企业印章

二、配伍选择题（共 50 题，每题 1 分。备选答案在前，试题在后。每组题均对应同一组备选答案，每题只有一个正确答案。每个备选答案可重复选用，也可不选用。）

[41－42]

A. 尊重同仁，密切协作

B. 尊重患者，平等相待

C. 依法执业，质量第一

D. 进德修业，珍视声誉

根据《中国执业药师职业道德准则适用指导》：

41. “执业药师不得诋毁、损害其他执业药师的威信和声誉”属于

42. “执业药师应当积极参加执业药师自律组织举办的有益于职业发展的活动”属于

[43－45]

A.《进口准许证》

B.《药品经营许可证》

C.《医疗机构制剂许可证》

D.《医疗机构执业许可证》

43. 医疗机构违反药品管理法规定，从无许可证企业购进药品且情节严重的，应吊销其

44. 企业在购销药品中无真实、完整的购销记录且情节严重的，应吊销其

45. 麻醉药品和国家规定范围内的精神药品进口必须持有

[46－48]

A. 3 年　　B. 5 年　　C. 不超过 5 年　　D. 7 年

46.《医药产品注册证》的有效期为

47. 对药品生产企业生产的新药品种设立的监测期为

48.《进口药品注册证》的有效期为

[49－50]

A. 未实施批准文号管理的中药材

B. 医院制剂

C. 预防性生物制品

D. 新发现和从国外引种的药材

根据《中华人民共和国药品管理法》的规定：

49. 不得在市场销售的是

50. 药品经营企业无须从具有药品生产、经营资格的企业购进的药品是

[51－52]

A. 地方人民政府和药品监督管理部门

B. 国务院或者省级人民政府的药品监督管理部门

C. 药品监督管理部门及其设置的药品检验机构

D. 药品监督管理部门及其设置的药品检验机构的工作人员

51. 应当定期公告药品质量抽查检验结果的是

52. 对已确认发生严重不良反应的药品，可采取停止销售使用的紧急措施的是

[53－55]

A. 采取欺骗手段取得药品批准证明文件的

B. 生产、销售假药的

C. 生产、销售劣药的

D. 药品生产、经营企业未按照 GMP、GSP 规定实施的

《中华人民共和国药品管理法》规定：

53. 没收违法生产、销售的药品和违法所得，并处违法生产销售药品货值金额二倍以上五倍以下的罚款

54. 没收违法生产、销售的药品和违法所得，并处违法生产销售药品货值金额一倍以上三倍以下的罚款

55. 给予警告，责令限期改正，逾期不改正的，责令停产、停业整顿，并处五千元以上二万元以下的罚款

[56－58]

A. 应用安全、疗效确切、质量稳定、使用方便

B. 安全、有效、方便、廉价

C. 临床必需、安全有效、价格合理、使用方便、市场能够保障供应

D. 防治必需、安全有效、价格合理、使用方便、中西药并重、基本保障、临床首选、基层能够配备

56. 非处方药遴选的主要原则是

57. 国家基本药物遴选的主要原则是

58. 医疗保险药品目录遴选的主要原则是

[59－60]

A. 15 日前　　B. 30 日　　C. 60 日前　　D. 6 个月

59.《药品经营许可证》有效期届满，需要继续经营药品的，持证企业申请换发新证的时间应在许可证有效期届满前

60.《药品经营许可证》的许可事项发生变更的，提出变更登记申请期限为许可事项发生变更前

[61－63]

A. 足以严重危害人体健康

B. 对人体健康造成轻度危害

C. 对人体健康造成特别严重危害

D. 对人体健康造成严重危害

最高人民法院、最高人民检察院《关于办理生产、销售假药、劣药刑事案件具体应用法律若干问题的解释》规定：

61. 生产、销售的避孕药品属于假药，应当认定为

62. 生产、销售的假药被使用后，造成三人以上重伤，应当认定为

63. 生产、销售的劣药被使用后，造成器官组织损伤导致严重功能障碍，应当认定为

[64－65]

A. 白色　　B. 淡黄色　　C. 淡绿色　　D. 淡红色

64. “精二”药品处方印刷用纸为

65. 儿科处方印刷用纸为

[66－67]

A. 一次常用量

B. 3 日常用量

C. 15 日常用量

D. 7 日常用量

根据《处方管理办法》:

66. 哌醋甲酯用于治疗儿童多动症时,每张处方不得超过

67. 为门(急)诊一般患者开具的麻醉药品注射剂,每张处方为

[68－69]

A. 口服泡腾片

B. 中药饮片

C. 中成药

D. 血液制品

根据《城镇职工基本医疗保险用药范围管理暂行办法》:

68. 在基本医疗保险药品目录中,列出的品种属于基本医疗保险基金准予支付的药品是

69. 在基本医疗保险药品目录中,列出的品种不属于基本医疗保险基金准予支付的药品是

[70－72]

A. 7 年、7 年

B. 7 年、10 年

C. 10 年、10 年

D. 20 年、10 年

70. 对特定疾病有显著疗效的中药品种,申请中药保护品种的保护期限和最长的延长保护期限分别为

71. 对特定疾病有特殊疗效的中药品种,申请中药保护品种的保护期限和最长的延长保护期限分别为

72. 从天然药物中提取有效物质生产的中药品种,申请中药保护品种的保护期限和最长的延长保护期限分别为

[73－74]

A. 麦角胺

B. 地芬诺酯

C. 氯胺酮

D. 麦角胺咖啡因片

73. 列入现行麻醉药品品种目录的是

74. 列入现行第一类精神药品品种目录的是

[75－76]

A. 2 日常用量

B. 2 日极量

C. 3 日常用量

D. 7 日常用量

75. 毒性药品的处方限量是不得超过

76. 第二类精神药品的处方限量是不得超过

[77－78]

A. 刑事责任

B. 行政责任

C. 民事责任

D. 违宪责任

77. 药品批发企业在药品购销活动中合同履行不当,承担违约责任,属于

78. 个体医生使用假药,造成某患者健康严重受损,被判处有期徒刑并处罚金,属于

[79－80]

A. 医院药事管理委员会负责人

B. 制剂室和药检室负责人
C. 药品采购人员
D. 医疗机构制剂配制操作及药检人员

《医疗机构制剂配制质量管理规范(试行)》规定:

79. 应具有大专以上药学或相关专业学历要求的是
80. 应经专业技术培训,具有基础理论知识和实践操作技能的是

[81 –83]

A. 国家药品监督管理局
B. 省级药品监督管理局
C. 市级药品监督管理局
D. 中国执业药师协会

81. 执业药师注册管理机构是
82. 执业药师注册机构是
83. 承担执业药师继续教育管理的机构是

[84 –85]

A. 含有国家濒危野生动物药材的药品
B. 诊断药品
C. 维生素、矿物质类药品
D. 根据药物经济学评价,可被成本效益比更优的品种所替代的药品

84. 不能纳入国家基本药物目录遴选范围的药品是
85. 应当从国家基本药物目录调出的药品是

[86 –88]

A. 工商行政管理部门
B. 发展和改革宏观调控部门
C. 工业和信息化管理部门
D. 商务管理部门

86. 负责药品价格监督管理工作的部门是
87. 负责拟定和实施生物医药产业规划的部门是
88. 负责研究制定药品流通行业发展规划的部门是

[89 –90]

A. 听诊器
B. 橡皮膏
C. 体温计
D. 一次性使用输液器

89. 属于第二类医疗器械的是
90. 属于第三类医疗器械的是

三、综合分析选择题(共 20 题,每题 1 分。题干分为若干组,每组题目基于同一个临床情景、病例、实例或者案例的背景信息逐题展开。每题的备选项中,只有一个最佳答案。)

[91 –94]

甲县药品监督管理部门对某个体户经营情况进行监督检查时发现乙药店违法经营,当场作出警告、限期改正、罚款2000 元的行政处罚,并要求药店老板当场交钱。

91. 警告属于行政处罚种类中的
A. 人身罚　B. 资格罚　C. 财产罚　D. 声誉罚
92. 如果乙对处罚不服而申请复议的法定期限是自知道该处罚之日起几日内
A. 90　B. 60　C. 30　D. 15
93. 乙可以向下列哪个部门申请行政复议
A. 甲县药品监督管理部门
B. 上一级人民政府
C. 公安部门
D. 县药品监督管理部门的上一级主管部门
94. 若乙对行政复议决定不服，在收到复议决定书之日起几日内向人民法院起诉
A. 7　B. 15　C. 30　D. 60

[95 - 98]

某药厂生产的批号为 15070102 的注射剂在临床应用时出现严重不良反应，造成 8 人轻度残疾的医疗事故。经药监局调查发现，主要原因是该药厂违规使用未取得批准文号的原料药造成的。请回答下列问题：

95. 该药厂生产的这批药品属于
A. 假药　B. 按假药处理药品
C. 劣药　D. 按劣药处理药品
96. 按照《刑法》规定，对该药品的判定为
A. 3 年以下有期徒刑
B. 3 年 ~ 10 年有期徒刑
C. 10 年以上有期徒刑、无期徒刑
D. 10 年以上有期徒刑、无期徒刑或死刑
97. 按假药论处的情形不包括
A. 超过有效期的
B. 被污染的
C. 变质的
D. 适应证超出规定范围的
98. 按劣药论处的情形不包括
A. 未注明生产批号的
B. 擅自添加防腐剂的
C. 直接接触药品的包装材料未经批准的
D. 所用原料药未经批准的

[99 - 102]

甲省乙市的丙药品批发企业 GSP 证书于 2016 年 8 月到期，拟重新换发证书。请回答下列问题：

99. 该企业应该向哪个部门申请换发 GSP 证书
A. 国家食品药品监督管理总局
B. 省级食品药品监督管理局

C. 市级食品药品监督管理局

D. 县级食品药品监督管理局

100. 库房储存药品实行色标管理,待出库药品、不合格药品、退货药品颜色分别为

A. 红色、黄色、绿色　　B. 黄色、绿色、红色

C. 绿色、红色、黄色　　D. 红色、绿色、黄色

101. 储存药品的相对湿度为

A. 35% ~65%　　B. 35% ~75%

C. 45% ~65%　　D. 45% ~75%

102. 不符合《药品经营质量管理规范》规定的是

A. 药品与非药品、外用药与其他药品分开存放,中药材和中药饮片分库存放

B. 药品按批号堆码,不同批号的药品分别堆垛

C. 垛间距不得少于 10 厘米

D. 仓库应避光、遮光、通风、防潮、防虫、防鼠

[103 -104]

张三服用某药厂生产的治疗哮喘的气雾剂后,出现四肢抽搐,最终死亡。经调查发现该药物还在新药监测期内,请回答下列问题:

103. 该药厂应当通过不良反应监测中心的网站报告的期限为

A. 立即　　B. 3 日　　C. 15 日　　D. 30 日

104. 国产新药监测期的期限不超过

A. 1 年　　B. 2 年　　C. 3 年　　D. 5 年

[105 -107]

国家基本药物工作委员会负责协调解决、制定和实施国家基本药物制度过程中各个环节的相关政策问题;确定国家基本药物制度框架;确定国家基本药物目录遴选和调整的原则、范围、程序和工作方案;审核国家基本药物目录。根据国家基本药物工作委员会的职责,回答下列关于国家基本药物制度问题:

105. 根据卫生部等九部委局《关于建立国家基本药物制度的实施意见》,基本药物应满足的条件不包括

A. 适应基本医疗卫生需求　　B. 公众可公平获得

C. 能够保障供应　　D. 价格最低

106. 国家基本药物目录实行动态调整管理,原则上几年调整一次

A. 1 年　　B. 2 年　　C. 3 年　　D. 4 年

107. 列入国家基本药物目录药品的条件不包括

A.《中华人民共和国药典》收载的品种

B. 国家基本医疗保险药品目录中的品种

C. 国家卫生行政部门、药品监督管理部门颁布药品标准的品种

D. 独家生产品种纳入国家基本药物目录应当经过单独论证,急救、抢救用药除外

[108 -110]

余某,现年 35 岁,2004 年药学专业大学本科毕业,到某市人民医院药剂科工作。2010 年经国家执业药师资格考试取得执业药师资格。2011 年,碍于情面利用自己的证件替亲戚李某办

理《药品经营许可证》和《执业药师注册证》,并担任药店负责人,但不参与实际经营。2013 年因为酒后驾车被罚款,并暂扣驾驶证 1 个月。2015 年 3 月,该药店因故意销售假药“筋骨丹”300 瓶和“喘立消丸”400 瓶,被市食品药品监督管理局查获并移送公安机关处理。请回答下列问题:

108. 余某的行为符合执业药师资格制度相关规定的是

A. 担任药店负责人但不参与药品质量管理

B. 替亲戚办理《药品经营许可证》,并担任药店负责人

C. 作为医疗机构药剂人员参加考试并取得执业药师资格证书

D. 在担任医疗机构药剂人员的同时,在药店挂证担任执业药师

109. 关于余某酒驾行为所受的法律责任以及对于执业药师执业影响的说法,正确的是

A. 因酒驾受到的处罚属于行政处罚,但还不属于应当办理注销注册的情形

B. 因酒驾受到的处罚属于行政处罚,应由执业药师注册机构收缴注册证书并注销注册

C. 因酒驾受到的处罚属于刑事处罚,应由执业药师注册机构收缴注册证书并注销注册

D. 因酒驾受到的处罚属于刑事处罚,但还不属于应当办理注销注册的情形

110. 关于药店销售假药,余某对此应当承担的法律责任是

A. 余某未参与实际经营,不负法律责任

B. 因销售药品未造成严重后果,余某不需要负刑事责任

C. 余某作为直接负责人犯销售假药罪

D. 因销售药品数量较少,数额较小,余某未构成销售假药罪

四、多项选择题(共 10 题,每题 1 分。每题的备选项中有 2 个或 2 个以上正确答案。少选、错选、多选均不得分。)

111.《执业药师资格制度暂行规定》规定,申请执业药师注册的条件包括

A. 取得《执业药师资格证书》

B. 遵纪守法,遵守职业道德

C. 身体健康

D. 药学实践 1 年

112. 我国药品标准包括

A.《中国药典》

B.《中国药典》增补本

C. 国家食品药品监督管理局颁布的药品标准

D. 省级药品监督管理部门制定的中药饮片炮制规范

113. 根据《中华人民共和国药品管理法实施条例》,以下关于医疗机构配制的制剂表述正确的是

A. 不得在市场上销售或者变相销售

B. 不得发布广告

C. 不得在医疗机构之间调剂使用

D. 不得办理变更配制场所的手续

114.《中华人民共和国刑法》规定,生产、销售假药,足以严重危害人体健康的,处

A. 拘役,并处或单处罚金

B. 三年以下有期徒刑或者拘役,并处罚金

C. 十年以上有期徒刑,并处或单处罚金

D. 无期徒刑,并处或单处罚金

115. 根据《麻醉药品和精神药品管理条例》,科学研究、教学单位需要使用麻醉药品和精神药品开展实验、教学活动的

A. 应当经所在地省级食品药品监督管理部门批准

B. 可以向定点生产企业购买

C. 可以向定点批发企业购买

D. 可以向定点零售药店购买

116. 执业药师的主要职责是保障药品质量和指导用药,具体职责包括

A. 临床药学工作　　B. 开展治疗药物监测

C. 提供用药信息　　D. 处方审核

117. 关于基本医疗保险定点零售药店管理的说法,正确的有

A. 定点零售药店对外配处方要分别管理,单独建账,定期向社会保险经办机构报告服务和费用发生情况

B. 定点零售药店应配备和实行"零差率"销售基本药物

C. 定点零售药店应具备及时供应基本医疗保险用药的能力

D. 定点零售药店应具备 24 小时提供服务的能力

118.《处方管理办法》规定,除哪些药品外,医疗机构不能限制门诊就诊人员持处方外购药品

A. 麻醉药品　　B. 精神药品

C. 医疗用毒性药品　　D. 儿科处方药品

119. 根据《药品召回管理办法》规定,药品监督管理部门认为药品生产企业召回不彻底或者需要采取更为有效的措施的

A. 可以要求药品生产企业停产、停业整顿

B. 可以要求药品生产企业重新召回

C. 可以要求药品生产企业扩大召回范围

D. 可以吊销药品生产企业的《药品生产许可证》

120. 根据《抗菌药物临床应用管理办法》,应当取消药师调剂资格的情形包括

A. 未按照规定对处方适宜性进行审核,造成严重后果的

B. 发现超常处方无正当理由而不进行干预的

C. 发现处方不适宜,无正当理由而不进行干预的

D. 没有开展细菌耐药监测工作的

绝密★启用前

考生姓名	
考生编号	

国家执业药师资格考试最后密押5套卷

药事管理与法规试卷(3)

考生注意事项

1. 考生必须严格遵守各项考场规则。

(1)**考生在考试开考15分钟后不得入场。**

(2)交卷出场时间不得早于考试结束前30分钟。

(3)交卷结束后,不得再进考场续考,也不得在考场附近逗留或交谈。

2. 答题前,考生须在答题卡上填写考生姓名、报考单位和考生编号,同时涂写考试科目和考生编号的信息点。

3. 答案必须按要求涂写在指定的答题卡上,写在其他地方无效。

(1)填涂部分应该按照答题卡上的要求用2B铅笔完成,如要改动,必须用橡皮擦干净。

(2)书写部分必须用(蓝)黑色字迹钢笔、圆珠笔或签字笔在答题卡上作答。字迹要清楚。

4. **考试结束后,将答题卡装入原试卷袋中,试卷交给监考人员。**

药事管理与法规试卷(3)

一、最佳选择题(共40题,每题1分。每题的备选项中,只有1个最符合题意。)

1. 关于执业药师资格考试和注册管理的说法,正确的是

A. 香港、澳门、台湾居民,按照规定的程序和报名条件,可以报名参加国家执业药师资格考试

B. 不在中国就业的外国人,符合规定的学历条件,可以报名参加国家执业药师资格考试

C. 执业药师执业单位包括医药院校、科研单位、药品检验机构

D. 在香港、澳门注册的药剂师可以直接递交注册申请资料办理执业药师注册

2. 关于执业药师职责范畴的说法错误的是

A. 指导公众合理使用处方药

B. 指导公众合理使用非处方药

C. 执行药品不良反应报告制度

D. 为无处方患者提供用药处方

3. 根据执业药师资格制度现行规定,不属于注销注册执业药师情形的是

A. 死亡或被宣告失踪的

B. 受刑事处罚的

C. 受行政处罚的

D. 因健康或其他原因不能从事执业药师业务的

4. 药品的质量特性不包括

A. 安全性　　B. 经济性　　C. 稳定性　　D. 均一性

5. 根据《关于建立国家基本药物制度的实施意见》,国家基本药物工作委员会的职能不包括

A. 确定国家基本药物目录遴选原则、范围、程序

B. 确定国家基本药物目录遴选和调整的工作方案

C. 确定国家基本药物制度框架

D. 制定国家基本药物最高零售指导价格

6. 根据《药品管理法》,认定为劣药的情形是

A. 药品所含成分与国家药品标准规定的成分不符

B. 药品成分的含量不符合国家药品标准

C. 药品甲用药品乙的名称进行销售

D. 对保健食品进行药品疗效宣传

7. 根据《中华人民共和国药品管理法》,关于药品采购的说法错误的是

A. 药店可以从具有药品生产资质的企业购进药品

B. 医疗机构可以从具有药品生产资质的企业购进药品

C. 药品生产企业可以从另一家具有药品生产资质的企业购进原料药

D. 药品批发企业可以从农村集贸市场购进没有实施批准文号管理的中药饮片

8. 甲医院设立了制剂室,符合规定的行为是

A. 将经依法批准制备的制剂调配给本院门诊患者使用

B. 在本院病房走廊张贴客观宣传该制剂疗效的广告

C. 依法取得《医疗机构制剂许可证》,经所在地省级卫生行政部门同意后,即开始配制本院临床需用的制剂

D. 因突发疫情,应乙医院请求,将经依法批准制备的制剂调剂给乙医院使用,事后及时向省级药品监督管理部门报备

9. 根据《麻醉药品和精神药品管理条例》,关于麻醉药品和精神药品定点批发企业应具备条件的说法,错误的是

A. 具有符合条例规定的麻醉药品和精神药品储存条件

B. 符合国家药品监督管理部门公布的定点批发企业布局

C. 具备《药品管理法》规定的开办药品经营企业的条件

D. 单位及其工作人员 1 年内没有违反药品管理法律、行政法规规定的行为

10. 根据《医疗用毒性药品管理办法》,关于医疗机构使用医疗用毒性药品的说法,错误的是

A. 医疗机构供应和调配毒性药品,凭医师签名的正式处方

B. 每次处方剂量不得超过二日极量

C. 对处方未注明“生用”的毒性中药,应当付炮制品

D. 药师发现处方有疑问,应当拒绝调配,并报告公安部门

11. 下列关于抗菌药物临床应用管理的说法,正确的是

A. 具有高级专业技术职务资格的医师方具有限制使用级抗菌药物处方权

B. 药师经培训并考核合格后,方可获得抗菌药物调剂资格

C. 经抗菌药物管理工作组指定的专业技术人员会诊同意后,可以在门诊使用

D. 因抢救生命垂危的患者等紧急情况,医师可以越级使用抗菌药物,应当于 24 小时内补办越级使用抗菌药物的必要手续

12. 根据《中华人民共和国行政处罚法》,下列属于行政处罚种类的是

A. 管制　　B. 罚金

C. 没收违法所得　　D. 撤职

13. 下列情形不属于不正当竞争行为的是

A. 招标者与投标者相互串通抬高标价的

B. 低于成本价处理有效期即将到期的商品

C. 利用有奖销售的手段推销质次价高的商品

D. 地方政府限制外地商品进入本地市场的

14. 根据《麻醉药品和精神药品管理条例》,药品零售连锁企业可以经营的药品是

A. 麻醉药品　　B. 第一类精神药品

C. 疫苗　　D. 第二类精神药品

15. 生产、销售劣药造成下列情形,应当认定为“后果特别严重”的是

A. 造成轻伤或重伤的

B. 造成十人以上轻伤的

C. 造成器官组织损伤导致严重功能障碍的

D. 造成轻度残疾或者中度残疾的

16. 投诉举报电话作为接收公众投诉举报的主渠道，目前在国家食品药品监督管理总局和各省（自治区、直辖市）食品药品监管部门已全部开通，其电话号码是

A. 12306　　B. 12315　　C. 12320　　D. 12331

17. 根据国家药品监督管理部门发布的《药品委托生产监督管理规定》，下列品种可以委托加工的是

A. 葡萄糖氯化钠注射液　　B. 地西泮片

C. 清开灵注射液　　D. 白蛋白注射液

18. 根据《药品不良反应报告和监测管理办法》，应当设立专业机构并有专职人员（不得兼职）的药品不良反应报告主体是

A. 药品批发企业　　B. 药品零售企业

C. 药品生产企业　　D. 医疗机构

19. 关于可待因制剂的经营管理，正确的是

A. 可待因单方制剂和含可待因复方制剂都按麻醉药品管理

B. 可待因单方制剂和含可待因复方制剂都不属于麻醉药品

C. 可待因单方制剂和含可待因复方制剂都可以在药品零售企业销售

D. 可待因单方制剂不能在药品零售企业销售，可待因复方制剂在药品零售企业应严格凭执业医师开具的处方销售

20.《药品生产质量管理规范》对机构与人员严格要求，下列关于关键人员的说法正确的是

A. 质量管理负责人和生产管理负责人可以兼任

B. 质量授权人和生产管理负责人可以兼任

C. 质量管理负责人和质量受权人可以兼任

D. 质量受权人不可以独立履行职责

21. 根据《中华人民共和国药品管理法》，化学药品购销记录必须注明药品的

A. 通用名称　　B. 常用名称

C. 化学名称　　D. 商品名称

22.《药品管理法》明文规定城乡集贸市场可以销售

A. 化学药品　　B. 生物制品

C. 中成药　　D. 中药材

23. 医疗机构首次从供货单位购进药品，原印章证明文件的复印件的保存期不得少于

A. 1 年　　B. 3 年　　C. 5 年　　D. 6 年

24. 根据《处方管理办法》，关于处方权的说法正确的是

A. 执业医师在合法医疗机构均有相应的处方权

B. 经注册的执业助理医师在其执业的县级医院可取得相应的处方权

C. 医师应当在注册的医疗机构签名留样或者专用印章备案后，方可开具处方

D. 执业医师经考核合格取得麻醉药品处方权后，可按照规定为自己开具麻醉药品处方

25. 下列选项中关于处方保存的说法错误的是

A. 急诊处方 1 年　　B. 儿科处方 2 年

C. 麻醉药品 3 年　　D. 医疗用毒性药品 2 年

26. 根据《医疗机构制剂配制质量管理规范（试行）》，制剂配发记录的内容可不包括

A. 领用部门　　B. 批号
C. 制剂名称　　D. 配制日期

27. 根据《抗菌药物临床应用管理办法》,基层医疗卫生机构抗菌药物供应目录应
A. 在省级药品监督管理部门备案
B. 由省级药品监督管理部门审批
C. 由医疗机构药学部门制定
D. 选用基本药物目录中的抗菌药物品种

28. 根据《非处方药专有标识管理规定》(暂行),关于非处方药专有标识的说法错误的是
A. 绿色专有标识可作为经营非处方药企业的指南性标识
B. 非处方药专有标识图案分为红色和绿色
C. 红色专有标识用于甲类非处方药
D. 红色专有标识用于乙类非处方药

29. 按照《国务院关于第一批取消62项中央指定地方实施行政审批事项的决定》要求,全面取消社会保险行政部门实施的两定资格审查项目,并在此基础上实行
A. 社区参保管理　　B. 定点零售药店管理
C. 协议管理　　D. 定点医院管理

30. GMP证书有效期一般为
A. 6个月　　B. 1年　　C. 3年　　D. 5年

31. 根据《野生药材资源保护管理条例》,国家三级野生药材物种是指
A. 分布区域缩小的重要野生药材物种
B. 资源处于衰竭状态的重要野生药材资源
C. 资源严重减少的主要常用野生药材物种
D. 濒临灭绝状态的稀有珍贵野生药材物种

32.《中华人民共和国药品管理法》规定,下列情形按假药论处的是
A. 药品成分的含量不符合国家药品标准的药品
B. 所标明的适应证或者功能主治超出规定范围的药品
C. 擅自添加辅料的药品
D. 更改有效期的药品

33. 根据《麻醉药品和精神药品管理办法实施条例》,抢救病人急需第一类精神药品而本医疗机构无法提供时,可以
A. 从其他医疗机构紧急借用
B. 从定点生产企业紧急借用
C. 要求患者找其他医疗机构购买使用
D. 对患者说明情况,请患者自行解决

34. 根据《药品说明书和标签管理规定》,关于药品说明书内容的说法错误的是
A. 药品说明书应当列出全部活性成分或者组方中的全部中药药味
B. 药品说明书中禁止使用未经注册的商标
C. 注射剂的说明书应当列出所用的全部辅料名称
D. 口服缓释制剂的说明书应当列出所用的全部辅料名称

35. 原料药标签的内容不包括

A. 药品名称　　B. 规格

C. 产品批号　　D. 有效期

36. 根据《药品广告审查发布标准》,药品广告宣传中不得出现的是

A. 药品广告上宣传药品的功能主治

B. 儿童电视台不得发布药品广告

C. 药品广告上宣传免费赠送药品

D. 处方药广告上有"本广告仅供医学药学专业人员阅读"的忠告语

37. 甲厂生产一种易拉罐装碳酸饮料。消费者丙从乙商场购买这种饮料后,在开启时被罐内强烈气流炸伤眼部,下列答案中最正确的是

A. 丙只能向乙索赔

B. 丙只能向消费者协会投诉,请其确定向谁索赔

C. 丙只能向甲索赔

D. 丙可向甲、乙中的任何一个索赔

38. 下列情形中,应按假药论处的是

A. 擅自添加矫味剂

B. 将生产批号"110324"更改为"120328"

C. 以淀粉冒充感冒片

D. 片剂表面霉迹斑斑

39. 通过改换包装而改变原生产日期和生产批号的药品,应当定性为

A. 假药　　B. 劣药

C. 按假药论处　　D. 按劣药论处

40. 保健食品批准证书有效期为

A. 1 年　　B. 2 年　　C. 5 年　　D. 7 年

二、配伍选择题(共 50 题,每题 1 分。备选答案在前,试题在后。每组题均对应同一组备选答案,每题只有一个正确答案。每个备选答案可重复选用,也可不选用。)

[41 - 43]

A. 国家卫生和计划生育委员会

B. 人力资源和社会保障部

C. 国家发展和改革委员会

D. 商务部

41. 制定并发布《国家基本医疗保险、工伤保险和生育保险药品目录》的部门是

42. 负责组织制定国家药物政策和国家基本药物制度的部门是

43. 负责研究制定药品流通行业发展规划的部门是

[44 - 46]

A. 不予注册　　B. 注销注册

C. 再次注册　　D. 变更注册

44. 执业药师注册证有效期满前 3 个月,应申请办理

45. 执业药师到注册地以外的省、自治区、直辖市执业的,重新申请注册前应办理

46. 在药品生产企业执业的执业药师,去药品经营企业执业的应办理

[47－48]

A. 含有国家濒危野生动物药材的药品

B. 诊断药品

C. 维生素、矿物质类药品

D. 根据药物经济学评价,可被成本效益比更优的品种所替代的药品

47. 不能纳入国家基本药物目录遴选范围的药品是

48. 应当从国家基本药物目录调出的药品是

[49－50]

A. 30 年　　B. 7 年　　C. 20 年　　D. 10 年

49. 中药一级保护品种的最低保护年限是

50. 中药二级保护品种的最低保护年限是

[51－53]

A. 从事麻醉药品和第一类精神药品批发业务的全国性批发企业

B. 医疗机构需要取得麻醉药品和第一类精神药品购用印鉴卡

C. 从事麻醉药品和第一类精神药品批发业务的区域性批发企业

D. 药品零售连锁企业从事第二类精神药品零售业务

51. 由国家药品监督管理部门审批的

52. 由省级药品监督管理部门审批的

53. 由所在地设区的市级卫生主管部门批准的是

[54－57]

A. 麻醉药品　　B. 第一类精神药品

C. 第二类精神药品　　D. 第一类疫苗

54. 经批准具备一定条件的药品零售连锁企业可以经营的药品是

55. 申请经营活动时应当具有冷藏设施设备和运输工具的药品是

56. 医疗卫生机构在分发时不得收取费用的是

57. 药品生产企业销售前应当按规定在指定药品检验机构检验的是

[58－59]

A. 发生严重不良反应的药品

B. 中成药

C. 生物制品

D. 非临床治疗首选的药品

根据《国家基本药物目录管理办法(暂行)》规定:

58. 不纳入国家基本药物目录遴选范围的药品是

59. 应当从国家基本药物目录中调出的药品是

[60－63]

A. 一次常用量　　B. 3 日常用量

C. 15 日常用量　　D. 7 日常用量

根据《处方管理办法》,

60. 为门诊患者开具的第二类精神药品,一般每张处方不得超过
61. 为门诊患者开具的第一类精神药品控缓释制剂,每张处方不得超过
62. 为门诊中度慢性疼痛患者开具的麻醉药品注射剂,每张处方不得超过
63. 为门诊重度慢性疼痛患者开具的麻醉药品控缓释制剂,每张处方不得超过

[64－66]

A. 已知的药品不良反应
B. 常见的药品不良反应
C. 新的和严重的药品不良反应
D. 所有的药品不良反应

根据《药品不良反应报告和监测管理办法》

64. 进口药品自首次获准进口之日起 5 年内,应报告该药品的
65. 新药监测期内的国产药品应当报告该药品的
66. 不属于新药监测期的其他国产药品应当报告该药品的

[67－69]

A. 红色 B. 橙色 C. 黄色 D. 绿色

根据 2013 年 1 月发布的《药品经营质量管理规范》,在人工作业的库房储存药品按质量状态实行色标管理

67. 合格药品为
68. 不合格药品为
69. 待确定药品为

[70－73]

A. 应当至少检查一个最小包装
B. 可不开箱检查
C. 应当检查箱内的所有最小包装
D. 可不打开最小包装

根据 2013 年 1 月发布的《药品经营质量管理规范》

70. 药品批发企业对实施批签发管理的生物制品的验收要求是
71. 药品批发企业对同一批号药品的验收要求是
72. 药品批发企业对外包装及封签完整的原料药的验收要求是
73. 药品批发企业对生产企业有特殊质量控制要求的药品的验收要求是

[74－75]

A. 3 年
B. 1 年
C. 不少于 5 年
D. 自药品有效期期满之日起不少于 5 年

根据《麻醉药品和精神药品管理条例》

74. 药品经营企业对第二类精神药品专用账册的保存期限为
75. 运输麻醉药品和第一类精神药品的运输证明的有效期为

[76 - 77]

A. 三唑仑片　　B. 酒石酸麦角胺片

C. 氯硝西泮片　　D. 盐酸布桂嗪注射液

76. 根据《麻醉药品品种目录(2013 年版)》,属于麻醉药品的是

77. 根据《麻醉药品品种目录(2013 年版)》,属于第一类精神药品的是

[78 - 81]

A.【用法用量】

B.【药物相互作用】

C.【禁忌】

D.【药物过量】

根据《化学药品和治疗用生物制品说明书规范细则》

78. 了解药品不能应用的人群或者疾病情况,可查阅

79. 了解超剂量应用可能发生的毒性反应及处理方法,可查阅

80. 了解用药疗程或者规定用药期限,可查阅

81. 了解合并用药的注意事项,可查阅

[82 - 85]

A. 甲类目录　　B. 乙类目录

C. 口服泡腾片　　D. 中药饮片

根据《城镇职工基本医疗保险用药范围管理暂行办法》

82. 不纳入医保用药范围的是

83. 省级主管部门可以调整的是

84. 省级主管部门不可以进行调整的是

85. 在医保目录中列出的品种属于医保基金不予支付的药品是

[86 - 88]

A. 在发布地省级药品监督管理部门备案

B. 无需经过药品广告审查机关审查

C. 由发布地省级药品监督管理部门审查

D. 由发布地工商行政管理部门审查

根据《药品广告审查办法》

86. 药品生产企业在企业所在地拟发布药品广告的要求是

87. 药品生产企业取得药品广告批准文号之后,在异地发布药品广告的要求是

88. 在指定的医学专业杂志上仅宣传处方药名称(含通用名和商品名)的要求是

[89 - 90]

A. 戒毒药品信息　　B. 药品信息

C. 药品广告　　D. 医疗器械信息

根据《互联网药品信息服务管理办法》

89. 不得在提供互联网药品信息服务的网站上发布的是

90. 可以在提供互联网药品信息服务的网站上发布,但其内容应经药品监督管理部门审查批准的是

三、综合分析选择题(共20题,每题1分。题干分为若干组,每组题目基于同一个临床情景、病例、实例或者案例的背景信息逐题展开。每题的备选项中,只有一个最佳答案。)

[91-94]

甲药品经营企业持有《药品经营许可证》,经营方式为药品批发,批准的经营范围为:麻醉药品、精神药品、医疗用毒性药品、化学原料药及其制剂、抗生素原料药及其制剂、生化药品、生物制品。

乙药品经营企业持有《药品经营许可证》,经营方式为药品零售(连锁),经营类别包括处方药、非处方药。经营范围为中药材、中药饮片、中成药、化学药制剂、抗生素制剂、生化药品、生物制品。

91. 下列药品中,乙药品经营企业不能从甲药品经营企业购进的是

A. 化学药制剂　　B. 中成药

C. 抗生素制剂　　D. 抗肿瘤药品

92. 下列药品中,乙药品经营企业可以通过增加经营范围才能从甲药品经营企业购进的是

A. 麻醉药品　　B. 医疗用毒性药品

C. 第一类精神药品　　D. 疫苗

93. 下列药品中,甲和乙药品经营企业都不能经营的是

A. 治疗性生物制品　　B. 含麻黄碱类复方制剂

C. 医疗机构制剂　　D. 中药饮片

94. 根据乙药品经营企业的经营范围,其可以开展经营的药品是

A. 药品类易制毒化学品　　B. 含麻黄碱类复方制剂

C. 肽类激素(不包括胰岛素)　　D. 蛋白同化制剂

[95-97]

A制药公司是一家现代化企业,许多产品在市场上口碑很好,B制药公司为获取更大利润,将自己产品的包装盒设计的与A制药公司同类药品的包装盒非常相似,并在印制药品说明书和标签时假冒了A制药公司的注册商标,同时做了宣传和广告。

95. 在不正当竞争行为中,B制药公司假冒注册商标的行为应定性为

A. 混淆行为　　B. 限制竞争行为

C. 诋毁商誉行为　　D. 侵犯商业秘密行为

96. 关于上述信息中所指的药品注册商标的说法,正确的是

A. 药品说明书和标签中可以印制注册商标,但禁止使用未经注册的商标

B. 药品不能申请注册商标

C. 药品说明书中的药品注册商标必须印制在通用名称同行的边角上

D. 注册商标的单子面积不得大于通用名称所用字体的二分之一

97. 如果上述信息中的B企业的药品广告批准文号属于提供虚假材料申请而取得,药品广告审查机关应当撤销药品广告批准文号,同时还应

A. 3年内不受理该企业该品种的广告审批申请

B. 1年内不受理该企业该品种的广告审批申请

C. 1年内不受理该企业所有品种的广告审批申请

D. 3年内不受理该企业所有品种的广告审批申请

[98－101]

①采用多加矫味剂生产儿童退热药；

②采用多加药用淀粉生产降压药；

③部分药品超过有效期；

④某抗菌药物的外包装上标示的适应证与批准的药品说明书中的适应证表述不一致，其外包装上添加了一些新的适应证。

根据假药、劣药的四种情形，回答下列问题：

98. 上述信息中所指的四种情形，应按假药或者按假药论处的是

A. 多加矫味剂生产儿童退热药

B. 多加药用淀粉生产降压药

C. 药品超过有效期

D. 外包装上标示的适应证超过批准的说明书内容的

99. 上述信息中所指的生产假劣药情形，在处罚幅度内属于从重处罚的是

A. 多加药用淀粉生产降压药

B. 药品超过有效期

C. 外包装上标示的适应证超过批准的说明书内容的

D. 多加矫味剂生产儿童退热药

100. 根据最高人民法院，最高人民检察院《关于办理危害药品安全刑事案件使用法律若干问题的解释》，针对第四种情形，如果所在企业生产金额达到100余万元，已经销售金额达到15万元，但尚未造成人员伤害和死亡的，应该认定为

A. 足以危害人体健康

B. 其他特别严重情节

C. 对人体健康造成严重危害

D. 其他严重情节

101. 根据药品管理法、刑法及其相关司法解释，针对第四种情形，如果所在的药品生产企业生产金额达到100余万元，已经销售金额达到15万元，但尚未造成人员伤害和死亡的，关于企业和相关责任人法律责任的说法，错误的是

A. 药品监督管理部门应当吊销所在企业的《药品生产许可证》

B. 其直接责任人员在5年内不得从事药品生产活动

C. 本案应移交公安机关，追究刑事责任

D. 本案中直接负责的主管人员和其他直接责任人员的刑事责任是“处10年以上有期徒刑、无期徒刑或者死刑，并处罚金或者没收财产”

[102－103]

某市食品药品监督管理局接到举报，反映该市甲兽药店销售人用药品，调查发现甲兽药店药柜上摆放有多个品种的人用药品。经查实，兽药店所经营的人用药品达30余种，货值金额5000元，主要是非处方药，部分药品已销售，销售金额已达到1000元，兽药店有《兽药经营许可证》，无《药品生产许可证》。

102. 关于兽药与药品管理法中的药品关系的说法，正确的是

A.《药品生产许可证》经营范围中包括兽药的，可以同时经营兽药

B. 取得《兽药经营许可证》的，可以经营人用药品

C. 兽药规定有治疗疾病的用法和用量，在我国药品管理法中，也是将其作为药品进行参照管理

D. 我国药品管理法中的药品特指人用药品，不包括兽药

103. 下列关于甲兽药店违法行为定性与处理的说法，正确的是

A. 甲兽药店经营人用药品，应以无证经营药品论处

B. 甲兽药店经营人用药品，应以销售假劣药品论处

C. 销售的药品主要是非处方药，甲兽药店有权经营

D. 本案甲兽药店的违法行为应当由当地兽药管理部门查处，不应当由当地药品监督管理部门查处

[104 - 105]

某药品批发企业经营范围中包括中药材、中药饮片和生物制品。企业具有较好的避光、通风、防虫、防鼠设备，有一个独立冷库，有用于冷库温度自动检测、记录、调控、报警的设备，冷库制冷设备有取回路供电系统，有封闭式的运输冷藏、冷冻药品的冷藏车；建有符合质量管理要求的计算机系统，其仓库（常温库）在3月2日、3月3日两日测得的相对湿度范围分别为(78 ±1)%和(66 ±2)%。

104. 从该药品经营企业仓库3月2日、3月3日两天的相对湿度记录来看，对仓库的相对湿度的判断正确的是

A. 3月2日、3月3日都没有超过规定的要求

B. 3月2日超过规定的要求，3月3日没有超过规定的要求

C. 3月2日没有超过规定的要求，3月3日超过了规定的要求

D. 3月2日、3月3日都超过了规定的要求

105. 关于该药品经营企业的设施设备和管理的说法，错误的是

A. 该企业经营中药材和中药饮片，应当有专用库房和养护工作场所

B. 对实施电子监管的药品，应当在出库时进行扫码和数据上传

C. 该药品经营企业有一个独立冷库，符合经营疫苗的要求

D. 该企业还应有运输冷藏、冷冻药品的车载冷藏箱和保温箱

[106 - 107]

某药品零售企业（单体门店）具有与经营药品相适应的营业场所、设施设备和卫生环境，建有企业门户网站。为拓展业务，向所在地省级药品监督管理部门申请办理向个人消费者提供互联网药品交易机构资格证书。该药品监督管理部门收到材料，进行形式审查后，告知其不予受理。

106. 从上述信息分析，药品监督管理部门不予受理的主要原因是

A. 向个人消费者提供互联网药品交易服务的申请者首先必须是零售连锁企业，企业不是药品零售连锁企业

B. 向个人消费者提供互联网药品交易服务的申请者首先必须是医疗机构，但该企业不是医疗机构

C. 向个人消费者提供互联网药品交易服务的申请者首先必须是药品批发企业，但该企业不是药品批发企业

D. 向个人消费者提供互联网药品交易服务的申请者首先必须是药品生产企业，但该企业不是药品生产企业

107. 鉴定上述材料中企业已经具备主体资格，现欲从事向个人消费者提供互联网药品交易服务，该企业应具备的条件错误的是

A. 应具备药学或者相关专业本科学历的专职人员负责网上实时咨询

B. 应具备健全的网络交易与安全保障措施，以及完整的管理制度

C. 应具备完整保存交易记录的能力、设施和设备

D. 应具备网上咨询、网上查询、生成订单、电子合同等基本交易服务功能

[108－110]

2012 年 6 月至 10 月，张某在广东省某市区销售了一批劣药。2014 年 9 月张某被告发，该市药品监督管理部门经调查核实后，对张某作出处以 1 万元罚款的处罚决定。张某表示不服，并向法院提起行政诉讼。根据以上资料，回答下列问题：

108. 该市药品监督管理部门对张某

A. 不予处罚　　B. 应予处罚

C. 应从重处罚　　D. 应从轻或减轻处罚

109. 该市药品监督管理部门作出较大数额罚款的行政处罚决定前，张某有权要求进行的程序是

A. 简易程序　　B. 一般程序

C. 听证程序　　D. 复议程序

110. 张某直接向县级人民法院提起诉讼时，应当在知道作出具体行政行为之日起多长时间内提出，法律另有规定的除外

A. 15 日　　B. 30 日　　C. 3 个月　　D. 6 个月

四、多项选择题（共 10 题，每题 1 分。每题的备选项中有 2 个或 2 个以上正确答案。少选、错选、多选均不得分。）

111. 根据《执业药师资格制度暂行规定》，申请注册者必须具备的条件有

A. 取得《执业药师资格证书》

B. 经所在单位考核同意

C. 遵纪守法，遵守药师职业道德

D. 身体健康，能坚持在执业药师岗位工作

112. 根据《处方管理办法》，下列关于处方限量的说法，正确的有

A. 盐酸二氢埃托啡处方为一次常用量，仅限于三级以上医院内使用

B. 盐酸哌替啶处方为一次常用量，仅限于医疗机构内使用

C. 急诊处方一般不超过 3 日用量

D. 门诊处方一般不得超过 7 日用量

113. 某药品生产企业回收玻璃瓶重新灌装大输液。根据《中华人民共和国药品管理法实施条例》，对本事件的处理正确的有

A. 应按劣药论处

B. 应按假药论处

C. 药品监督管理部门没收这些玻璃瓶

D. 质量监督管理部门责令其停止使用

114. 根据《中华人民共和国药品管理法实施条例》，私人诊所可以配备的药品有

A. 限制使用级抗菌药物　　B. 常用药品

C. 急救药品　　D. 诊断药品

115. 根据《处方药与非处方药分类管理办法》，对药品分别按处方药与非处方药进行管理是根据药品的

A. 品种　　B. 规格　　C. 适应证　　D. 剂量

116. 在我国，下列第一审行政诉讼案件中，应当由中级人民法院管辖的有

A. 海关处理的案件

B. 在本辖区社会影响重大的共同诉讼案件

C. 省级人民政府为被告的案件

D. 本辖区内发生的涉外案件

117. 根据《处方药与非处方药流通管理暂行规定》，以下说法正确的是

A. 药品生产企业可以直接向患者推荐、销售处方药

B. 药品批发企业可以直接向患者推荐、销售处方药

C. 处方药不得开架自选销售

D. 非处方药可以开架自选销售

118. 在主动召回中，药品生产企业在作出药品召回决定后，应当制订召回计划，下列属于召回计划内容的是

A. 药品生产销售情况及拟召回的数量

B. 实施召回的原因

C. 召回措施的具体内容，包括实施的组织、范围、时限要求等

D. 召回信息的公布途径与范围

119. 根据《中华人民共和国消费者权益保护法》，提供商品和服务的经营者应当承当的义务包括

A. 经营者收集、使用消费者个人信息应当遵循合法、正当、必要的原则，明示收集、使用信息的目的、方式和范围，并经消费者同意

B. 经营者不得采用格式合同提请消费者注意商品或服务质量、价款、履行期限、安全注意事项和风险警示

C. 经营者向消费者提供有关商品或服务的质量、性能、用途、有效期限等信息，应当真实、全面，不得作虚假或引人误解的宣传

D. 经营者应当保证其提供的商品或服务符合保障人身、财产安全的要求

120.《互联网药品信息服务管理办法》规定，提供互联网药品服务的网站不得发布的产品信息有

A. 血液制品　　B. 麻醉药品

C. 戒毒药品　　D. 医疗机构制剂

绝密★启用前

考生姓名	
考生编号	

国家执业药师资格考试最后密押5套卷

药事管理与法规试卷(4)

考生注意事项

1. 考生必须严格遵守各项考场规则。

(1) **考生在考试开考15分钟后不得入场。**

(2) 交卷出场时间不得早于考试结束前30分钟。

(3) 交卷结束后,不得再进考场续考,也不得在考场附近逗留或交谈。

2. 答题前,考生须在答题卡上填写考生姓名、报考单位和考生编号,同时涂写考试科目和考生编号的信息点。

3. 答案必须按要求涂写在指定的答题卡上,写在其他地方无效。

(1) 填涂部分应该按照答题卡上的要求用2B铅笔完成,如要改动,必须用橡皮擦干净。

(2) 书写部分必须用(蓝)黑色字迹钢笔、圆珠笔或签字笔在答题卡上作答。字迹要清楚。

4. 考试结束后,将答题卡装入原试卷袋中,试卷交给监考人员。

药事管理与法规试卷(4)

一、最佳选择题(共40题,每题1分。每题的备选项中,只有1个最符合题意。)

1. 下列选项中有关执业药师注册管理的说法,错误的是

A. 执业药师注册证的有效期为5年

B. 执业药师再次注册,除须符合注册条件外,还须有参加继续教育的证明

C. 注册有效期满前3个月,持证者须到注册机构办理再次注册手续

D. 执业药师变更执业地区、执业范围应及时办理变更注册手续

2. 执业药师应当遵守药品管理法律、法规,恪守职业道德,依法独立执业,确保药品质量和药学服务质量,体现了药学职业道德的

A. 救死扶伤,不辱使命　　B. 尊重患者,平等相待

C. 依法执业,质量第一　　D. 进德修业,珍视声誉

3.《中华人民共和国药品管理法实施条例》规定,对药品生产企业生产的新药品种设立的监测期不超过

A. 1年　　B. 2年　　C. 3年　　D. 5年

4.《中华人民共和国药品管理法实施条例》规定,中药饮片包装必须印有或者贴有

A. 标签　　B. 拉丁文名称

C. 中药饮片标识　　D. 功能与主治内容

5. 审核并发给医疗机构《麻醉药品、第一类精神药品购用印鉴卡》的部门是

A. 国务院卫生行政部门

B. 医疗机构所在地省级卫生行政部门

C. 医疗机构所在地省级药品监督管理部门

D. 医疗机构所在地设区的市级卫生行政部门

6. 下列关于可以申请一级保护的中药品种,说法错误的是

A. 对特定疾病有特殊疗效的

B. 相当于国家一级保护野生药材物种的人工制成品

C. 用于预防和治疗特殊疾病的

D. 从天然药物中提取的有效物质及特殊制剂

7. 关于我国药品不良反应报告制度的报告主体,不正确的是

A. 药品检验机构

B. 药品生产企业

C. 进口药品的境外制药厂商

D. 药品经营企业

8. 以下不符合《非处方药专有标识管理规定(暂行)》的表述是

A. 非处方药药品标签、使用说明书、内包装、外包装上必须印有非处方药专有标识

B. 未印有非处方药专有标识的非处方药品一律不准出厂

C. 使用非处方药专有标识时，必须按照国家药品监督管理局公布的坐标比例和色标要求使用

D. 红色专有标识用于乙类非处方药，绿色专有标识用于甲类非处方药

9. 根据《执业药师资格制度暂行规定》，执业药师注册管理机构为

A. 国家人事部

B. 省及地市级（食品）药品监督管理局

C. 省、自治区、直辖市（食品）药品监督管理局

D. 国家食品药品监督管理总局

10. 根据《关于建立国家基本药物制度的实施意见》，有关国家基本药物工作委员会的说法错误的是

A. 审核国家基本药物目录

B. 确定国家基本药物制度框架

C. 确定国家基本药物目录遴选和调整的原则、范围

D. 国家基本药物工作委员会办公室设在国家食品药品监督管理局

11. 根据我国《行政强制法》，下列行为不属于行政强制措施的是

A. 查封场所　　B. 扣押财物

C. 冻结存款　　D. 没收非法所得

12. 居住在某市 A 区的公民赵某对该市 B 区药监部门作出的行政处罚决定不服，要求复议。本案的复议机关是

A. A 区行政机关　　B. B 区药监部门

C. B 区人民政府　　D. A 区人民政府

13. 行政复议机关收到行政复议申请后，应当在几日内进行审查，决定是否受理

A. 3 日　　B. 5 日　　C. 10 日　　D. 15 日

14. 药物非临床研究档案的保存时间为药物上市后至少

A. 1 个月　　B. 3 年　　C. 5 年　　D. 7 年

15. 根据《药品不良反应监测管理办法》，国家药品不良反应监测专业机构的主要任务不包括

A. 承担全国药品不良反应资料的收集、管理、上报工作

B. 负责制定不良反应监测标准

C. 承办国家药品不良反应信息资料库和监测网络的建设及维护工作

D. 负责组织药品不良反应教育培训

16. 进口药品和国产药品在境外因药品不良反应被暂停销售、使用或者撤市的，药品生产企业应当在获知后多长时间内书面报国家食品药品监督管理部门和国家药品不良反应监测中心

A. 12 小时　　B. 24 小时　　C. 48 小时　　D. 72 小时

17. 我国药品不良反应报告制度的法定报告主体是

A. 药品生产企业　　B. 药品经营企业

C. 医疗机构　　D. 个人

18. B 型不良反应与药物正常药理作用无关，与用药剂量无关，一般很难预测，常规毒理学筛查不能发现，发生率较低而死亡率高。通常表现为

A. 继发反应　　B. 首剂效应

C. 后遗效应　　D. 特异质反应

19.《药品经营质量管理规范》规定，开办药品零售企业，质量负责人应有几年药品经营质量管理工作经验

A. 1 年以上　　B. 2 年以上

C. 3 年以上　　D. 5 年以上

20.《药品经营质量管理规范》规定，药品零售连锁门店的相关人员及营业员，进行健康检查的周期是

A. 每季　　B. 每半年　　C. 每年　　D. 每 2 年

21. 根据《药品经营质量管理规范》，药品零售企业中应当具备执业药师资格的人员是

A. 企业法定代表人或企业负责人

B. 质量管理部门负责人

C. 质量管理人员

D. 质量验收人员

22. 根据 2013 年 1 月发布的《药品经营质量管理规范》，购销记录保存的时限应当是

A. 至少 1 年　　B. 至少 2 年

C. 至少 3 年　　D. 至少 5 年

23. 根据《药品流通监督管理办法》，关于药品生产、经营企业购销药品行为的说法，错误的是

A. 药品生产、经营企业应对其药品购销行为负责

B. 药品生产、经营企业可派出销售人员以本企业名义从事药品购销活动

C. 药品生产企业可以销售本企业生产的药品

D. 药品生产企业可以销售本企业经许可受委托生产的药品

24. 根据《互联网药品交易服务审批暂行规定》，关于互联网药品交易的说法，错误的是

A. 对首次上网交易的药品经营企业，提供互联网药品交易服务的企业必须索取、审核该经营企业的资格证明文件并进行备案

B. 药品批发企业通过自身网站可以为其他批发企业经营的药品提供互联网交易服务

C. 向个人消费者提供互联网药品交易服务的企业只能在网上销售本企业经营的非处方药

D. 参与互联网药品交易的医疗机构只能购买药品，不得上网销售药品

25. 按照《国务院关于第一批取消 62 项中央指定地方实施行政审批事项的决定》要求，全面取消社会保险行政部门实施的两定资格审查项目，完善经办机构与医药机构的

A. 与药品分类管理的处方药合并管理

B. 加强管理、统一核算

C. 集中管理、统一记账

D. 协议管理

26.《中华人民共和国广告法》规定，广告监督管理机关是

A. 县级以上药品监督管理部门

B. 县级以上工商行政管理部门

C. 县级以上质量技术监督部门

D. 广告经营者上级主管部门

27.《药品广告审查发布标准》规定，药品广告中必须标明的内容不包括

A. 药品的通用名称
B. 忠告语
C. 药品生产批准文号
D. 药品生产批号
28. 互联网药品信息服务分为
A. 处方药与非处方药两类
B. 一般药品与特殊药品两类
C. 面向公众与面向专业人员两类
D. 经营性与非经营两类
29.《消费者权益保护法》规定，消费者在购买、使用商品和接受服务时
A. 享有财产不受损害的权利
B. 享有人身安全不受损害的权利
C. 享有人体健康不受损害的权利
D. 享有人身、财产安全不受损害的权利
30.《中华人民共和国药品管理法》规定，药品监督管理部门批准开办药品生产企业，除依据应具备的开办条件规定外，还应遵循的原则是
A. 公平合理和诚实信用
B. 市场需求和社会承受力
C. 安全有效和市场需求
D. 符合国家制定的药品行业发展规划和产业政策
31. 根据《药品经营质量管理规范》，关于药品零售企业拆零销售管理的说法不正确的是
A. 负责药品拆零销售的人员应经过专门培训，方能从事拆零销售工作
B. 药品拆零销售期间，应保留原包装和说明书
C. 药品拆零销售应交代用法用量，但不需要向购买者提供药品说明书原件或复印件
D. 药品拆零销售的包装上注明药品名称、规格、数量、用法用量、批号、有效期以及药店名称等信息
32. 根据《中华人民共和国行政复议法》，行政复议的受案范围不包括
A. 对行政机关作出的警告行政处罚不服的
B. 对行政机关作出的对财产查封的行政行为不服的
C. 认为行政机关没有依法办理行政许可事项的
D. 对行政机关作出的行政处分或其他人事不服的
33. 根据药品广告审查发布标准的相关规定，下列关于药品广告内容要求的说法，错误的是
A. 药品广告中不得含有"家庭必备"内容
B. 在广播电台发布的药品广告，必须同时播出药品广告批准文号
C. 药品广告不得在未成年人出版物和广播电视上发布
D. 药品广告中不得含有"毒副作用小"的说明性文字
34. 下列关于药品标准的说法，错误的是
A.《中国药典》为法定药品标准
B. 生产企业执行的药品注册标准一般不得高于《中国药典》的规定

C. 医疗机构制剂标准作为省级地方标准仍允许保留，属于有法律效率的药品标准

D. 局颁药品标准收载的品种是国内已有生产、疗效较好，需要统一标准但尚未载入药典的品种

35. 在药品零售企业可以经营的兴奋剂是

A. 阿片生物碱类止痛剂　B. 利尿剂

C. 抗肿瘤药物　D. 蛋白同化制剂

36. 下列不属于医疗用毒性药品的是

A. 哌替啶　B. 阿托品　C. 生甘遂　D. 生巴豆

37. 下列关于基本医疗保险品种目录的说法，错误的是

A. 目录新增补工作每年进行一次，各地不得自行进补新药

B. 目录中的“甲药目录”和“乙药目录”由国家统一制定，各地不得调整

C. 目录中的“甲药目录”的药品是临床必需、疗效好、同类药品中价格低的药品

D. 目录中的“乙药目录”的药品是可供临床治疗选择、疗效好、同类药品中价格略高的药品

38. 根据《药品召回管理办法》，当药品经营企业发现其经营的药品存在安全隐患的，应当履行的主要义务不包括

A. 开展调查评估，启动召回

B. 立即停止销售

C. 通知药品生产企业或者供应商

D. 向药品监督管理部门报告

39. 根据《医疗用毒性药品管理办法》，关于医疗用毒性药品处方和调剂的做法，错误的是

A. 医疗单位供应和调配毒性药品，凭医生签名的正式处方

B. 每次处方剂量不得超过三日极量

C. 对处方未注明生用的毒性中药，应当付炮制品

D. 药店调配毒性药品，凭盖有医师所在医疗单位公章的正式处方

40. 将单位剂量麻黄碱类药物含量多少的含麻黄碱类复方制剂，列入必须凭处方销售的处方药管理

A. 大于 30mg　B. 等于 30mg

C. 超过 720mg　D. 超过 800mg

二、配伍选择题（共 50 题，每题 1 分。备选答案在前，试题在后。每组题均对应同一组备选答案，每题只有一个正确答案。每个备选答案可重复选用，也可不选用。）

[41－42]

A. 牛黄　B. 羌活　C. 血竭　D. 石膏

《野生药材资源保护管理条例》规定：

41. 二级保护野生药材为

42. 三级保护野生药材为

[43－44]

A. 卫生行政部门处罚

B. 工商行政管理部门处罚

C. 经济综合主管部门处罚

D. 药品监督管理部门处罚

《中华人民共和国药品管理法》规定

43. 药品的生产企业、经营企业或者其代理人给予使用其药品的医疗机构的负责人、药品采购人员、医师等有关人员以财物或者其他利益的,由

44. 医疗机构的负责人、药品采购人员、医师等有关人员收受药品生产企业、药品经营企业或者其代理人给予的财物或者其他利益的,由

[45－48]

A. 省、自治区、直辖市人民政府卫生行政部门

B. 国务院卫生行政部门

C. 国务院劳动和社会保障部门

D. 省、自治区、直辖市人民政府药品监督管理部门

《中华人民共和国药品管理法》规定

45. 审核同意医疗机构配制制剂的部门是

46. 批准并发给《医疗机构制剂许可证》的部门是

47. 批准开办药品批发企业并发给《药品经营许可证》的部门是

48. 制定医疗保险定点医疗机构常用药品价格公布办法的部门是

[49－51]

A. 法律　　B. 行政法规

C. 部门规章　　D. 地方性法规

49.《药品管理法》属于

50.《药品管理法实施条例》属于

51.《药品注册管理办法》属于

[52－53]

A. 行政复议　　B. 行政诉讼

C. 行政许可　　D. 行政处罚

52. 企业对药品监督管理部门作出的罚款决定不服,可以向上级药品监督管理部门提起

53. 企业对药品监督管理部门作出吊销药品经营许可证的决定不服,可以向人民法院提起

[54－56]

A. 化学药品　　B. 进口药品

C. 生物制品　　D. 中药

根据《药品注册管理办法》

54. 甲药品批准文号为国药准字 H20090022,其中 H 表示

55. 乙药品批准文号为国药准字 Z20090010,其中 Z 表示

56. 丙药品批准文号为国药准字 S20123008,其中 S 表示

[57－58]

A. 一级召回　　B. 四级召回

C. 三级召回　　D. 二级召回

根据《药品召回管理办法》

57. 对可能引起严重健康危害的药品,实施的药品召回属于

58. 对不会引起健康危害,但由于其他原因需要收回的药品,实施的药品召回属于

[59-60]

A. 改变药品经营企业注册地址

B. 更换药品经营企业采购负责人

C. 改变药品经营方式

D. 改变药品经营企业组织架构

59. 属于《药品经营许可证》许可事项的变更,不需重新办理《药品经营许可证》的是

60. 属于《药品经营许可证》许可事项的变更,应按规定重新办理《药品经营许可证》的是

[61-63]

A. Ⅱ期临床试验　　B. Ⅰ期临床试验

C. Ⅲ期临床试验　　D. Ⅳ期临床试验

药物临床试验是指任何在人体进行的药物系统性研究,以证实或揭示试验药物的作用,临床试验分为四期

61. 初步的临床药理学及人体安全性评价试验属于

62. 新药上市后的应用研究阶段属于

63. 药物治疗作用初步评价阶段属于

[64-66]

A. 执业药师应履行的职责

B. 对执业药师继续教育的要求

C. 执业药师应遵守的基本准则

D. 执业药师再注册的规定

按照《执业药师资格制度暂行规定》

64. 掌握最新医药信息,保持较高的专业水平是

65. 须提供参加继续教育的证明是

66. 对违反药品管理法及有关法规的行为或决定,提出劝告、制止、拒绝执行并向上级报告是

[67-68]

A. 药品标签、使用说明书

B. 药品标签、使用说明书、内包装、外包装

C. 药品标签和内包装、中包装

D. 药品使用说明书和大包装

根据《非处方药专有标识管理规定(暂定)》

67. 可以单色印刷的非处方药专有标识是

68. 必须按照国家药品监督管理局公布的色标要求印刷的是

[69-70]

A. A类药品不良反应　　B. B类药品不良反应

C. 新的药品不良反应　　D. 所有不良反应

69. 对上市5年以内的药品须报告其引起的

70. 药品使用说明书中未收载的不良反应

[71－73]

A. 瑞芬太尼　　B. 哌醋甲酯

C. 麻黄素　　D. 新康泰克

71. 列入现行麻醉药品品种目录的是

72. 列入现行第一类精神药品品种目录的是

73. 属于药品类易制毒化学品的是

[74－76]

A.【用法用量】　　B.【药物相互作用】

C.【禁忌】　　D.【药物过量】

74. 了解药品不能应用的人群或者疾病情况,可查阅

75. 了解超剂量应用可能发生的毒性反应及处理方法,可查阅

76. 了解用药疗程或者规定用药期限,可查阅

[77－78]

A.【适应证】　　B.【注意事项】

C.【不良反应】　　D.【药理毒理】

根据《化学药品和治疗用生物制品说明书规范细则》,

77. "服用本品后可能出现皮疹,停药后可恢复"应列入说明书的

78. "服用本品可能影响某些临床检验结果"应列入说明书的

[79－80]

A. 虚假广告罪

B. 生产、销售劣药罪

C. 生产、销售假药罪

D. 生产、销售伪劣产品罪

79. 乙药厂生产的某药品含量明显低于国家药品标准,对人体健康造成严重危害,构成犯罪,其罪名应定为

80. 销售未经批准的药品,对人体健康造成严重危害,构成犯罪,其罪名应定为

[81－82]

A. 标签和说明书符合规定,用语科学易懂的药品

B. 临床治疗必需,使用方便,符合质量要求的药品

C. 临床治疗必需,使用广泛,疗效好,同类药品中价格低的药品

D. 可供临床治疗选择使用,疗效好,同类药品中价格略高的药品

根据《城镇职工基本医疗保险用药范围管理暂行办法》的规定:

81. 列入《基本医疗保险药品目录》中"乙类目录"的是

82. 列入《基本医疗保险药品目录》中"甲类目录"的是

[83－84]

A. 中药材　　B. 中药饮片

C. 中成药　　D. 果味制剂

根据《城镇职工基本医疗保险用药范围管理暂行办法》的规定:

83. 规定列入基本医疗保险基金不予支付的药品目录是

84. 不能纳入基本医疗保险用药范围的是

[85－86]

A. 保证其与提供的商品的实际质量状况相符

B. 向消费者出具服务单据

C. 按约定履行,不得无理由拒绝

D. 做出明确的答复

《中华人民共和国消费者权益保护法》规定:

85. 经营者以产品说明书表明商品质量状况的应

86. 经营者提供的服务,按照国家规定,承担包修、包换、包退责任的应

[87－88]

A. 暂扣许可证或执照

B. 一千元以下罚款

C. 没收违法所得

D. 较大数额罚款

《中华人民共和国行政处罚法》规定:

87. 行政机构可以对法人或者其他组织当场作出行政处罚决定的是

88. 行政机关应当提前告知当事人有要求听证的权利,才能做出行政处罚决定的是

[89－90]

A. 是假药　　B. 按假药论处

C. 是劣药　　D. 按劣药论处

89. 药品所含成分与国家药品标准规定的成分不符的

90. 药品成分的含量不符合国家药品标准的

三、综合分析选择题(共 20 题,每题 1 分。题干分为若干组,每组题目基于同一个临床情景、病例、实例或者案例的背景信息逐题展开。每题的备选项中,只有一个最佳答案。)

[91－94]

甲省乙医院经过招标,从丙医药公司采购丁药品生产企业生产的某注射液,在临床应用过程中,发现该药品存在严重危害人体中枢神经系统的潜在风险。

91. 对该注射液应当实施召回的级别是

A. 一级召回　　B. 二级召回

C. 三级召回　　D. 四级召回

92. 应组织实施的主体是

A. 甲省药品监督管理部门　　B. 乙医院

C. 丙医药公司　　D. 丁药品生产企业

93. 丁企业作出召回决定后,应在多长时间内向所在地省级药品监督管理部门报告

A. 12 小时　　B. 24 小时

C. 36 小时　　D. 48 小时

94. 丁企业启动药品召回后,几日内应当将调查评估报告和召回计划提交给所在地省级药品监督管理部门备案

A. 1 日　　B. 3 日　　C. 5 日　　D. 7 日

[95－98]

某制药厂研发的一种创新药经批准后进入了临床试验阶段，请回答下列问题：

95. 验证药物对目标适应证患者的治疗作用和安全性，评价利益与风险关系，最终为药物注册申请的审查提供充分依据的是

A. Ⅰ期临床试验　　B. Ⅱ期临床试验

C. Ⅲ期临床试验　　D. Ⅳ期临床试验

96. 上述临床试验的病例数

A. 20～30 例　　B. 不少于 100 例

C. 不少于 200 例　　D. 不少于 300 例

97. 完成上述临床试验后，该药品生产企业可向哪个部门申请新药证书和药品批准文号

A. 国家药品监督管理部门

B. 省级药品监督管理部门

C. 市级药品监督管理部门

D. 市级以上药品监督管理部门

98. 药品批准文号的有效期为

A. 1 年　　B. 2 年　　C. 3 年　　D. 5 年

[99－102]

某药品批发企业拟根据现行的 2013 版《药品经营质量管理规范(GSP)》申请药品 GSP 换证。请回答下列问题：

99. 根据 2013 年 1 月发布的《药品经营质量管理规范》，购销记录保存的时限应当是

A. 至少 1 年　　B. 至少 2 年

C. 至少 3 年　　D. 至少 5 年

100. 在人工作业的库房储存药品，按质量状态实行色标管理，合格药品、不合格药品、待确定药品分别为什么颜色

A. 红色、黄色、绿色　　B. 黄色、绿色、红色

C. 绿色、红色、黄色　　D. 红色、绿色、黄色

101. 储存药品的相对湿度应为

A. 35%～65%　　B. 35%～75%

C. 45%～65%　　D. 45%～75%

102. 不符合现行《药品经营质量管理规范》规定的是

A. 药品与非药品、外用药与其他药品分开存放，中药材和中药饮片分库存放

B. 药品按批号堆码，不同批号的药品分别堆垛

C. 药品与地面间距 5 厘米

D. 仓库应避光、遮光、通风、防潮、防虫、防鼠

[103－106]

中药包括中药材、中药饮片和中成药(制剂)。中药饮片处在中药生产全过程的中间环节，是配制中成药制剂的原料药。因此，只有合格的中药材，才能保证合格的中药饮片；只有合格的中药饮片，才能保证合格的中成药(制剂)；只有合格的中成药、汤剂，才能确保中医临床的疗效。

103.《药品管理法》规定，中药饮片的炮制，必须按照国家药品标准炮制，国家药品标准没有规定的必须按照下列哪个部门制定的炮制规范炮制

A. 市级药品监督管理部门

B. 省级卫生主管部门

C. 省、自治区、直辖市药品监督管理部门

D. 县级药品监督管理部门

104. 生产中药饮片的企业必须

A. 严格执行地方中药饮片炮制规范、工艺规程

B. 持有《药品生产许可证》、《药品 GAP 证书》

C. 严格执行中药饮片炮制规范

D. 持有《药品生产许可证》、《药品 GMP 证书》

105. 下列不属于药品批发企业质量负责人资质要求的是

A. 应当具有大学本科以上学历

B. 执业药师资格

C. 2 年以上药品经营质量管理工作经历

D. 具备正确判断和保障实施的能力

106. 毒性中药饮片必须按照国家有关规定，下列说法不正确的是

A. 单人双锁保管

B. 做到账、货、卡相符

C. 包装要有突出、鲜明的毒药标志

D. 专库(柜)

[107－110]

甲省 A 药品批发企业为区域性从事麻醉药品和第一类精神药品的批发企业。

107. A 药品批发企业应具备的条件不包括

A. 有符合规定的麻醉药品和精神药品储存条件

B. 有通过网络实施企业安全管理和向药品监督管理部门报告经营信息的能力

C. 单位及其工作人员 5 年内没有违反有关禁毒的法律、行政法规规定的行为

D. 符合国务院药品监督管理部门公布的定点批发企业布局

108. A 药品批发企业由于特殊地理位置的原因，经过下列哪个部门的批准可以就近向其他省行政区域内取得麻醉药品和第一类精神药品使用资格的医疗机构销售药品

A. 国家药品监督管理部门

B. 所在地省级药品监督管理部门

C. 所在地省级卫生主管部门

D. 所在地设区的市级药品监督管理部门

109. A 药品批发企业经过下列哪个部门的批准，可以直接从定点生产企业购进麻醉药品和第一类精神药品制剂

A. 国家药品监督管理部门

B. 所在地省级药品监督管理部门

C. 所在地省级卫生主管部门

D. 所在地设区的市级药品监督管理部门

110. A 企业因特殊情况需要向其他区域性批发企业调剂第一类精神药品的，应在调剂后几日内将调剂情况分别报所在地省级药品监督管理部门备案

A. 2 日　　B. 3 日　　C. 5 日　　D. 7 日

四、多项选择题（共 10 题，每题 1 分。每题的备选项中有 2 个或 2 个以上正确答案。少选、错选、多选均不得分。）

111. 公民、法人或者其他组织可以依照《中华人民共和国行政复议法》申请行政复议的情形有

A. 认为行政机关违法集资、征收财物、摊派费用或者违法要求其履行其他义务的

B. 认为行政机关侵犯其合法的经营自主权的

C. 对行政机关撤销其许可证、资格证的决定不服的

D. 申请行政机关依法发放抚恤金、社会保险金或者最低生活保障费，行政机关没有依法发放的

112. 根据《中华人民共和国药品管理法》的规定，下列按假药论处的药品是

A. 未标明有效期的

B. 不注明生产批号的

C. 所标明的适应证超出规定范围的

D. 所标明的功能主治超出规定范围的

113. 根据《中华人民共和国药品管理法实施条例》的规定，药品生产企业使用的直接接触药品的包装材料，必须

A. 符合医药行业标准

B. 符合药用要求

C. 符合保障人体健康、安全的标准

D. 经省级药品监督管理部门批准注册

114. 国家二级重点保护的野生药材品种包括

A. 梅花鹿茸　　B. 马鹿茸

C. 黄连　　D. 黄芩

115. 国家调整基本药物目录品种和数量的依据有

A. 已上市药品循证医学、药物经济学评价

B. 国家基本药物的应用情况监测和评估

C. 我国基本医疗卫生需求和基本医疗保障水平的变化

D. 我国疾病谱的变化

116.《处方药与非处方药流通管理暂行规定》要求执业药师或药师

A. 对医师处方进行审核、签字

B. 拒绝调配、销售有副作用的处方

C. 拒绝调配、销售有配伍禁忌的处方

D. 对处方不得擅自更改或代用

117. 根据 2013 年 1 月发布的《药品经营质量管理规范》，某药品零售企业在员工请假需要调班时，不得由其他岗位人员代为履行职责的岗位有

A. 质量管理岗位　　B. 质量验收岗位

C. 处方审核岗位　　　　　　　　　　　　　D. 处方调配岗位

118. 医疗机构不得采用的供药方式有

A. 未经诊疗直接为患者提供处方药

B. 通过邮售方式直接向患者销售处方药

C. 通过互联网方式直接向患者销售处方药

D. 按照国家有关规定向患者提供麻醉药品

119. 根据《医疗机构药事管理规定》,药事管理与药物治疗学委员会的职责包括

A. 审核制定本机构药事管理和药学工作规章制度,并监督实施

B. 执行本医疗机构的药品成本核算和账务管理制度

C. 统一采购供应本医疗机构临床使用的药品

D. 对医务人员进行有关药事管理法律法规、规章制度和合理用药知识的教育培训

120. 根据《关于禁止商业贿赂行为的暂行规定》,以下说法错误的是

A. 任何单位或者个人在销售或者购买商品时不得收受或者索取贿赂

B. 经营者销售商品,不得以明示方式给予对方折扣

C. 经营者在商品交易中,赠送小额广告礼品的,视为商业贿赂行为

D. 在账外暗中给予对方单位或者个人回扣的,以行贿论处

绝密★启用前

考生姓名	
考生编号	

国家执业药师资格考试最后密押5套卷

药事管理与法规试卷(5)

考生注意事项

1. 考生必须严格遵守各项考场规则。

(1) **考生在考试开考15分钟后不得入场。**

(2) 交卷出场时间不得早于考试结束前30分钟。

(3) 交卷结束后,不得再进考场续考,也不得在考场附近逗留或交谈。

2. 答题前,考生须在答题卡上填写考生姓名、报考单位和考生编号,同时涂写考试科目和考生编号的信息点。

3. 答案必须按要求涂写在指定的答题卡上,写在其他地方无效。

(1) 填涂部分应该按照答题卡上的要求用2B铅笔完成,如要改动,必须用橡皮擦干净。

(2) 书写部分必须用(蓝)黑色字迹钢笔、圆珠笔或签字笔在答题卡上作答。字迹要清楚。

4. **考试结束后,将答题卡装入原试卷袋中,试卷交给监考人员。**

药事管理与法规试卷(5)

一、最佳选择题(共40题,每题1分,每题的备选项中,只有一个最符合题意。)

1. 执业药师应当在其注册的执业单位执业,下列需要注册执业药师的是
   A. 药品监管部门的工作人员
   B. 药品科研单位的研究人员
   C. 药品检验机构的工作人员
   D. 批发企业的执业药师
2. 根据《中华人民共和国药品管理法》,从事下列活动无需取得行政许可的事项是
   A. 开办药物研究机构
   B. 开办药品零售企业
   C. 开办药品批发企业
   D. 开办药品生产企业
3. 国家三级野生药材物种是指
   A. 分布区域缩小的重要野生药材物种
   B. 资源处于衰竭状态的重要野生药材物种
   C. 资源严重减少的主要常用野生药材物种
   D. 濒临灭绝状态的稀有珍贵野生药材物种
4. 根据《中华人民共和国药品管理法》,关于药品生产的说法正确的是
   A. 开办药品生产企业,应当经国家药品监督管理部门批准并发给《药品生产许可证》
   B. 经县级以上药品监督管理部门批准,药品生产企业可以接受委托生产药品
   C. 药品生产企业改变影响药品质量的生产工艺的,必须报原批准部门审核批准
   D. 经具有合法资格的药品生产企业之间协商一致,可以委托生产药品
5. 根据《中华人民共和国药品管理法》,开办药品经营企业必需具备的条件不包括
   A. 具有依法经过资格认定的药学技术人员
   B. 具有与所经营药品相适应的营业场所、设备、仓储设施、卫生环境
   C. 具有与所经营药品相适应的质量管理机构或者人员
   D. 具有能对所经营药品进行质检的人员以及必要的仪器
6. 应当从国家基本药物目录调出的药品是
   A. 含有国家濒危野生动物药材的药品
   B. 发生严重不良反应的药品
   C. 主要用于滋补保健作用,易滥用的药品
   D. 人工饲养或栽培的动植物药材
7. 根据《关于加强基本药物质量监督管理的规定》,要求生产、配送、零售企业同时具备的条件是
   A. 应当建立健全药品不良反应报告、调查、分析、评价和处理制度

B. 加强对基本药物进货、验收、储存、调配等环节的管理,保证基本药物质量

C. 药店应当充分发挥执业药师等药学技术人员的作用,指导患者合理用药

D. 食药监部门应当加强基本药物质量的日常监督检查

8. 根据《关于建立国家基本药物制度的实施意见》,国家基本药物制度管理的环节不包括

A. 基本药物的遴选　　B. 基本药物的广告

C. 基本药物的生产　　D. 基本药物的使用

9. 按照《处方药与非处方药分类管理办法(试行)》,经批准的商业企业无须具有《药品经营许可证》就可以

A. 批发经营甲类非处方药

B. 批发经营乙类非处方药

C. 零售经营乙类非处方药

D. 零售经营甲类非处方药

10. 根据《非处方药专有标识管理规定(暂行〉》,非处方药专有标识应与药品标签、使用说明书、内包装、外包装一体化印刷,其大小可

A. 根据国家药品监督管理部门公布的大小使用

B. 根据省级药品监督管理部门规定的大小使用

C. 根据专有标识的坐标比例决定其大小

D. 根据实际需要设定其大小

11. 根据《执业药师资格制度暂行规定》,《执业药师资格证书》的有效范围是

A. 在全国范围内有效

B. 在颁发机关所在省份内有效

C. 在取得者的居住地省份内有效

D. 在取得者的就业所在地有效

12.《处方管理办法》规定,保存期满的处方销毁须

A. 经医疗机构主要负责人批准、登记备案

B. 经县以上卫生行政部门批准、登记备案

C. 经县以上食品药品监督管理部门批准、登记备案

D. 经省以上卫生行政部门批准、登记备案

13.《药品不良反应报告和监测管理办法》规定,药品发生群体不良反应的报告时限是

A. 15 日内　　B. 立即

C. 1 日内　　D. 2 日内

14. 根据《处方药与非处方药分类管理办法(试行)》,关于药品按处方药与非处方药分类管理的说法,正确的是

A. 按照药品品种、规格、给药途径及疗效的不同进行分类

B. 按照药品类别、规格、适应证、成本效益比的不同进行分类

C. 按照药物经济学评价指标中的风险效益比和成本效益比的不同进行分类

D. 按照药品品种、规格、适应证、剂量及给药途径的不同进行分类

15. 下列关于新药监测期的说法,错误的是

A. 设立新药监测期的部门是国家药品监督管理部门

B. 药品生产企业生产的新药品种的监测期不超过 3 年

C. 在监测期内,不批准其他企业进口或者出口

D. 设立新药监测期的目的是保护公众健康

16. 根据《处方管理办法》,关于处方权的说法,正确的是

A. 执业医师在合法医疗机构均有相应的处方权

B. 经注册的执业助理医师在其执业的县级医院可取得相应的处方权

C. 医师应当在注册的医疗机构签名留样或者专用印章备案后,方可开具处方

D. 执业医师经考核合格取得麻醉药品处方权后,可按照规定为自己开具麻醉药品处方

17. 根据《处方管理办法》,医疗机构不得限制门诊就诊人员持处方到零售药店购药的是

A. 麻醉药品处方

B. 精神药品处方

C. 医疗用毒性药品处方

D. 妇科处方

18. 根据《药品不良反应报告和监测管理办法》,药品生产企业应开展药品不良反应重点监测的品种不包括

A. 新药监测期内的药品

B. 经批准上市 5 年内的新药

C. 首次进口 5 年内的药品

D. 国家基本药物目录中的药品

19. 根据《互联网药品交易服务审批暂行规定》,参与互联网药品交易服务的机构,通过互联网提供交易服务的产品不包括

A. 处方药

B. 直接接触药品的包装材料

C. 医疗器械

D. 医疗机构制剂

20. 根据《医疗机构制剂配制监督管理办法(试行)》,不属于食品药品监督管理部门核准的《医疗机构制剂许可证》许可事项的是

A. 制剂室负责人

B. 药学部门负责人

C. 有效期限

D. 配制地址

21. 根据《药品说明书和标签管理规定》,药品标签上有效期的具体表述形式正确的为

A. 有效期至××××年

B. 有效期至××××年××月

C. 有效期自生产之日起××××年

D. 有效期至××日××月××××年

22. 关于中药材种植和产地初加工管理的说法,错误的是

A. 禁止在非适宜区种植养殖中药材

B. 中药材产地初加工严禁滥用硫黄熏蒸

C. 对地道药材采收加工应选用现代化、产业化方法

D. 对野生或是半野生药用动植物的采集应坚持"最大持续生产"的原则

23. 下列关于中药饮片管理的说法,错误的是

A. 生产中药饮片必须持有《药品生产许可证》

B. 批发、零售中药饮片必须持有《药品经营许可证》

C. 药品零售企业的中药饮片调剂人员应具有中药学中专以上学历或者具有中药调剂员的资格

D. 医疗机构临方炮制中药饮片应持有《医疗机构制剂许可证》

24. 根据《药品管理法》及相关规定，在药品标签和说明书中，不需要印有特殊标识的药品是

A. 麻醉药品和精神药品

B. 外用药品和非处方药

C. 含特殊药品复方制剂和兴奋剂

D. 医疗用毒性药品和放射性药品

25. 根据《中华人民共和国药品管理法》《中华人民共和国药品管理法实施条例》《麻醉药品和精神药品管理条例》等法律、行政法规以及其他设定行政许可的相关法律依据，国家对药品注册、安全监管与稽查设定了一系列行政许可项目，行政许可项目不包括

A. 药品检验人员执业许可

B. 药品生产许可

C. 进口药品上市许可

D. 执业药师执业许可

26. 根据《互联网药品交易服务审批暂行规定》，提供互联网药品交易服务企业的经营行为不正确的是

A. 通过自身网站与本企业成员之外其他企业进行互联网交易的药品批发企业，只能交易本企业经营的药品

B. 提供互联网药品交易服务的企业应在其网站主页显著位置标明互联网药品交易服务资格证书号码

C. 参与互联网药品交易的医疗机构只能购买药品，不得上网销售药品

D. 取得互联网药品交易服务机构资格的药品零售连锁企业，可以通过自身网站向个人消费者销售处方药

27. 根据《中华人民共和国药品管理法》的相关规定，违法生产、销售假药的企业，其直接负责的主管人员和其他责任人员在一定年限内不得从事药品生产、经营活动，这个年限是

A. 5 年　　B. 8 年

C. 10 年　　D. 15 年

28. 根据《医疗器械监督管理条例》，国家对医疗器械实行分类管理的依据是

A. 有效程度由高到低　　B. 风险程度由低到高

C. 有效程度由低到高　　D. 风险程度由高到低

29. 根据《关于禁止商业贿赂的暂行规定》，下列行为不属于商业贿赂的是

A. 经营者在账外暗中给予对方单位或个人回扣

B. 经营者以咨询费、科研费的名义给对方单位或个人报销费用的

C. 经营者以提供旅游、考察的方式对对方单位或个人给付利益的

D. 经营者销售商品，给付中间人佣金并如实入账的

30. 下列关于药品质量抽查检验和质量公告的说法，错误的是

A. 药品抽查检验只能按照检验成本收取费用

B. 国家药品质量公告应当根据药品质量状况及时或定期发布

C. 抽样人员在药品抽样时应当认真检查药品贮存条件是否符合要求

D. 当事人对药品检验机构的药品检验结果有异议，可以向相关的药品检验机构提出复验

31. 为评价药品安全性，在实验室条件下，用实验系统进行的各类毒性试验应遵循

A. GMP
B. GAP
C. GCP
D. GLP

32. 根据《药品经营许可管理办法》,不符合开办药品零售企业设置规定的是
A. 具有保证所经营药品质量的规章制度
B. 质量负责人应有一年以上(含一年)药品经营质量管理工作的经验
C. 大型药品零售连锁企业可以从事第一类精神药品零售业务
D. 在超市内设立零售药店的,必须具有独立的区域

33. 根据《药品经营许可证管理办法》,由原发证机关注销《药品经营许可证》的情形不包括
A.《药品经营许可证》有效期满未换证的
B. 药品经营企业负责人在药品购销活动中,收受其他经营企业的财物构成犯罪的
C.《药品经营许可证》被依法撤销、撤回、吊销、收回或缴销的
D. 不可抗力导致《药品经营许可证》的许可事项无法实施的

34. 根据《处方管理办法》,符合处方书写规则的是
A. 医疗机构可以编制统一的药品缩写名称
B. 药品用法、用量不能使用英文、拉丁文书写
C. 药品用法可使用遵医嘱
D. 每张处方限于一名患者的用药

35. 根据《处方管理办法》,医疗机构中可以调剂麻醉药品和第一类精神药品的人员必须是
A. 经本医疗机构培训,取得临床药师资格的人员
B. 经本单位技术评定具有药师以上资格的专业技术人员
C. 经省级药品监督管理部门考核合格后取得调剂资格的药师
D. 经本医疗机构培训,考核合格并取得麻醉药品和第一类精神药品调剂资格的药师

36. 根据《抗菌药物临床应用管理办法》,某抗菌药物在其疗效、安全性方面的临床资料较少,该药品在临床应用时,应
A. 按非限制使用级管理
B. 按限制使用级管理
C. 按特殊使用级管理
D. 禁止列入医疗机构供应目录

37. 根据《处方药与非处方药的分类管理办法(试行)》,关于药品分类管理的说法正确的是
A. 医疗机构不能推荐使用非处方药
B. 非处方药经审核可以在大众媒体上做广告宣传
C. 根据药品的给药途径不同,非处方药分为甲、乙两类
D. 每个销售基本单元包装必须附有标签和说明书

38. 对妇儿专科非专利药品、急(抢)救药品、基础输液、临床用量小的药品和常用低价药品,实行
A. 双信封制公开招标采购
B. 价格谈判机制
C. 集中挂网
D. 国家现行规定

39. 根据《非处方药专有标识管理规定(暂行)》,关于非处方药专有标识的说法,错误的是
A. 红色专有标识可作为经营甲类非处方药企业的指南性标识
B. 非处方药专有标识图案分为红色和绿色

C. 红色专有标识用于甲类非处方药

D. 绿色专有标识用于乙类非处方药

40. 根据《互联网药品交易服务审批暂行规定》，关于互联网药品交易的说法，错误的是

A. 对首次上网交易的药品经营企业，提供互联网药品交易服务的企业必须索取、审核该经营企业的资格证明文件并进行备案

B. 药品批发企业通过自身网站可以为其他批发企业经营的药品提供互联网交易服务

C. 向个人消费者提供互联网药品交易服务的企业只能在网上销售本企业经营的非处方药

D. 参与互联网药品交易的医疗机构只能购买药品，不得上网销售药品

二、配伍选择题（共50题，每题1分。备选答案在前，试题在后。每组题均对应同一组备选答案，每题只有一个正确答案。每个备选答案可重复选用，也可不选用。）

[41－42]

A. 药品标准　　B. 企业标准

C. 行业标准　　D. 药用要求

根据《中华人民共和国药品管理法》

41. 用于灌装葡萄糖注射液的容器，必须符合

42. 用于直接包装药品制剂的铝箔，必须符合

[43－45]

A. 特殊管理制度　　B. 中药品种保护制度

C. 分类管理制度　　D. 药品储备制度

根据《中华人民共和国药品管理法》

43. 国家为应对疫情发生所需的药品实行

44. 国家对第二类精神药品实行

45. 国家对处方药和非处方药实行

[46－47]

A. 一年　　B. 两年

C. 三年　　D. 五年

根据《中华人民共和国药品管理法实施条例》

46.《药品生产许可证》的有效期为

47.《药品经营许可证》的有效期为

[48－51]

A.《药品生产许可证》　　B.《进口药品注册证》

C.《医药产品注册证》　　D.《医疗机构执业许可证》

根据《中华人民共和国药品管理法实施条例》

48. 国外企业生产的药品到岸，向口岸所在地药品监督管理部门备案必须持有

49. 中国香港、澳门和台湾地区企业生产的药品到岸，向口岸所在地药品监督管理部门备案必须持有

50. 已在我国销售的国外药品，其药品证明文件有效期届满未申请再注册，应注销

51. 医疗机构因临床急需进口少量药品，应向国家药品监督管理部门提出申请，并持有

[52－53]

A. 足以严重危害人体健康

B. 对人体健康造成严重危害

C. 对人体健康造成特别严重危害

D. 后果特别严重

根据最高人民法院、最高人民检察院《关于办理生产、销售假药、劣药刑事案具体应用法律若干问题的解释》

52. 生产、销售的假药被使用后造成轻伤的，应认定为

53. 生产、销售的劣药被使用后造成中度残疾的，应认定为

[54－55]

A. 非限制使用级　　B. 禁止使用级

C. 限制使用级　　D. 特殊使用级

54. 根据《抗菌药物临床应用管理办法》，价格昂贵的抗菌药物属于

55. 根据《抗菌药物临床应用管理办法》，经长期临床应用证明安全、有效，对细菌耐药性影响较大的抗菌药物属于

[56－57]

A. 中药材品种　　B. 预防性生物制品

C. 非药品　　D. 中药饮片

根据《中华人民共和国药品管理法实施条例》的规定

56. 不得在其包装、标签、说明书及有关宣传资料上进行预防、治疗、诊断人体疾病的宣传的是

57. 对集中规模化栽培养殖、质量可以控制并符合国务院药品监督管理部门规定的条件，可以实行批准文号管理的是

[58－60]

A. 1 年　　B. 2 年　　C. 3 年　　D. 5 年

根据国家相关规定：

58.《执业药师注册证》的有效期为

59.《医药产品注册证》的有效期为

60.《互联网药品信息服务资格证书》的有效期为

[61－63]

A. 红色　　B. 绿色

C. 黄色　　D. 蓝色

根据 2013 年 1 月发布的《药品经营质量管理规范》，在人工作业的库房储存药品按质量状态实行色标管理

61. 合格药品为

62. 不合格药品为

63. 待确定药品为

[64－65]

A. 新药申请　　B. 补充申请

C. 仿制药申请　　D. 进口药品申请

64. 未曾在中国境内外上市销售的药品的注册申请属于
65. 生产国家药品监督管理部门已批准上市的,与原研药品质量和疗效一致的药品的注册申请属于

[66－67]

A. 药品生产企业定价　　B. 药品经营企业定价
C. 医疗机构定价　　D. 国家价格主管部门定价

《中华人民共和国药品管理法实施条例》规定

66. 计划生育药品由
67. 中药饮片由

[68－70]

A. 处十年以上有期徒刑、无期徒刑或死刑,并处以罚金或者没收财产
B. 处十年以上有期徒刑或者无期徒刑,并处以罚金或者没收财产
C. 处十年以下有期徒刑,并处以罚金
D. 处三年以上十年以下有期徒刑,并处以罚金

根据《中华人民共和国刑法》规定

68. 生产、销售假药,致人死亡或者对人体健康造成特别严重危害的
69. 生产、销售劣药,对人体健康造成严重危害的
70. 生产、销售劣药,后果特别严重的

[71－73]

A. 第二类医疗器械　　B. 第一类医疗器械
C. 第三类医疗器械　　D. 特殊用途医疗器械

71. 产品上市需要取得注册证,经营只需办理备案手续的是
72. 产品上市需要取得注册证,经营需要办理许可手续的是
73. 产品上市需要办理备案手续,经营不需要备案和许可手续的是

[74－75]

A. 继续使用并通知供应商
B. 立即停止使用并主动召回
C. 及时向药品不良反应监测机构报告
D. 立即停止使用、就地封存,并向药品监督管理部门报告

74. 医疗机构生产的医院制剂在使用过程中出现新的不良反应,应采取的措施是
75. 医疗机构在使用某企业生产的甲氨蝶呤注射液时发现药液内存在玻璃屑,应采取的措施是

[76－77]

A. 说明书　　B. 标签
C. 执行标准　　D. 注册商标

根据《药品说明书和标签管理规定》

76. 药品生产企业生产的供上市销售的药品最小包装必须附有
77. 药品包装必须印有或贴有

[78－79]

A. 有效期至 2016/31/08

B. 有效期至 2016 年 08 月

C. 有效期至 2016 年 09 月

D. 有效期至 2016.09.01

78. 某药品的生产批号为 140031，生产日期为 2014 年 9 月 1 日，有效期为 2 年，其有效期可以标注为

79. 某药品的生产批号为 140051，生产日期为 2014 年 9 月 20 日，有效期为 2 年，其有效期可以标注为

[80 – 82]

A. 羚羊角　　B. 丹参

C. 黄芩　　D. 甘草

80. 分布区域缩小，资源处于衰竭状态的重要野生物种药材是

81. 根据《野生药材资源保护管理条例》，禁止采猎的野生物种药材是

82. 野生药材物种属于自然淘汰的，其药用部分由各级药材公司负责经营管理，不得出口的是

[83 – 84]

A. 甲类非处方药　　B. 处方药

C. 乙类非处方药　　D. 第二类精神药品

83. 在店内可以陈列，但不得采用开架自选的是

84. 在店内不得陈列，并必须存放在专柜中的是

[85 – 87]

A. 民事责任　　B. 刑事责任

C. 行政处罚　　D. 行政处分

85. 吊销许可证属于

86. 责令停产停业属于

87. 因药品缺陷向患者赔偿属于

[88 – 90]

A. 1 日常用量　　B. 不超过 15 日常用量

C. 不超过 3 日常用量　　D. 不超过 7 日常用量

88. 医疗机构为门诊患者开具第二类精神药品片剂，每张处方用量要求为

89. 医疗机构为住院患者开具第一类精神药品处方，每张处方用量要求为

90. 医疗机构为门诊患者开具麻醉药品（非缓控释制剂），每张处方用量要求为

三、综合分析题（共 20 题，每题 1 分。题目分为若干组，每组题目基于同一个临床情景、病例、实例或者案例的背景信息逐题展开。每题的备选项中，只有 1 个最佳答案。）

[91 – 94]

张三，男，28 岁，2010 年中药学专业大学专科毕业后，应聘到某医院药剂科从事药品采购工作。

91. 张三可以参加全国执业药师资格考试的时间为

A. 2015 年　　B. 2014 年

C. 2013 年　　D. 2012 年

92. 根据《执业药师资格制度暂行规定》，执业药师注册证有效期为

A. 1 年
B. 2 年
C. 3 年
D. 5 年

93. 执业药师的主要职责是
A. 保障药品质量与指导合理用药
B. 保障药品安全与指导合理用药
C. 保障药品质量与指导经济用药
D. 保障药品安全与指导经济用药

94. 根据《执业药师资格制度暂行规定》，执业药师继续教育实行
A. 注册制度
B. 考试制度
C. 核准制度
D. 登记制度

[95 - 98]

国家基本药物工作委员会的职能包括：①负责协调解决制定和实施国家基本药物制度过程中各个环节的相关政策问题；②确定国家基本药物制度框架；③确定国家基本药物目录遴选和调整的原则、范围、程序和工作方案；④审核国家基本药物目录。请回答下列问题：

95. 基本药物遴选原则不包括
A. 防治必需
B. 价格合理
C. 中西医并重
D. 临床首选

96. 根据《基药办法》规定，下列药品除哪项外，均不纳入国家基本药物目录遴选范围
A. 含有国家濒危野生动植物药材的
B. 主要用于滋补保健作用，易滥用的
C. 临床治疗首选的
D. 因严重不良反应，国家食品药品监督管理部门明确规定暂停生产、销售或使用的

97. 国家基本药物目录的调整时间是
A. 5 年
B. 3 年
C. 2 年
D. 1 年

98. 应当从国家基本药物目录中调出的品种不包括
A. 药品标准被取消的
B. 国家食品药品监督管理部门撤销其药品批准证明文件的
C. 根据药物经济学评价，可被风险效益比或成本效益比更优的品种所替代的
D. 发生不良反应的

[99 - 102]

某患者，28 岁，近日出现发烧、咳嗽症状，医师开具了处方。根据以上资料，回答下列问题：

99. 处方的印刷用纸为
A. 淡黄色
B. 淡绿色
C. 淡红色
D. 白色

100. 根据《处方管理办法》规定，下列符合处方书写规则的是
A. 医疗机构可以编写统一的药品缩写名称
B. 每张处方不限于一名患者的用药
C. 药品用法可用规范的中文、英文、拉丁文或者缩写体书写

D. 西药和中药饮片可以开具在一张处方上

101. 处方用量不得超过

A. 一次常用量
B. 3 日常用量
C. 7 日常用量
D. 15 日常用量

102. 处方应当保存

A. 5 年
B. 3 年
C. 2 年
D. 1 年

[**103－106**]

2010 年 1 月,欧盟医药产品委员会称西布曲明可能增加服用者患心脏病及中风的概率,太极集团紧急召回西布曲明产品,请回答下列问题:

103. 应制定召回计划并组织实施的主体是

A. 省药品监督管理部门
B. 药店
C. 国家药品监督管理部门
D. 药品生产企业

104. 对该药品应实施几级召回

A. 一级召回
B. 二级召回
C. 三级召回
D. 四级召回

105. 作出召回决定后,向所在地省级药品监督管理部门报告的时限为

A. 12 小时
B. 24 小时
C. 48 小时
D. 72 小时

106. 启动药品召回后,应当将调查评估报告和召回计划提交给所在地省级药品监督管理部门备案的时限为

A. 1 日内
B. 3 日内
C. 7 日内
D. 15 日内

[**107－108**]

黄药师按照郭大夫开具的处方,给一个 10 个月大的男童小强调剂一支含有青霉素的针剂。根据以上资料,回答下列问题:

107. 郭大夫开具的处方不合理的地方是

A. 药师应审核处方医师是否注明过敏试验及结果的判定
B. 该处方限制外配
C. 该处方不能超过 5 种药品品种
D. 该处方患者年龄应注明不满 1 岁,并注明体重

108. 该处方的印刷用纸为

A. 淡黄色
B. 淡绿色
C. 淡红色
D. 白色

[**109－110**]

罂粟壳不得单方发药,必须凭有麻醉药处方权的执业医师开具,请回答下列问题:

109. 麻醉药品的处方用纸颜色是

A. 白色
B. 淡绿色
C. 淡黄色
D. 淡红色

110. 罂粟壳的每张处方用量不得超过

A. 1 天　　B. 2 天

C. 3 天　　D. 4 天

四、多项选择题(共 10 题,每题 1 分。每题的备选项中有 2 个或 2 个以上正确答案。少选、错选、多选均不得分。)

111. 我国执业药师的职业道德准则包括

A. 救死扶伤,不辱使命　　B. 尊重患者,平等相待

C. 依法执业,质量第一　　D. 进德修业,珍视声誉

112. 不得发布广告的药品是

A. 麻醉药品　　B. 医疗机构配制的制剂

C. 儿科药品　　D. 批准试生产的药品

113. 下列关于走私、非法买卖麻黄碱类复方制剂的刑事责任的说法,正确的有

A. 将麻黄碱类复方制剂拆除包装,改变形态后进行非法买卖,达到定罪数量标准的,以非法买卖制毒物品罪处罚

B. 以加工、提炼制毒物品为目的,携带、寄递麻黄碱类复方制剂进出境,达到定罪数量标准的,以走私制毒物品罪处罚

C. 以加工、提炼制毒物品为目的,购买麻黄碱复方制剂,达到定罪数量标准的,以非法买卖制毒物品罪处罚

D. 以加工、提炼制毒物品制造毒品为目的,购买麻黄碱复方制剂,达到定罪数量标准的,以制造毒品罪处罚

114. 根据《医疗机构药事管理规定》,关于医疗机构药事组织机构的说法,正确的有

A. 二级以上医院药学部门负责人应具备高等药学专业本科以上学历及本专业高级技术职务任职资格

B. 各医疗机构应根据医院级别分别设置药学部、药剂科或药房

C. 医疗机构药学部门具体负责药品管理、药学技术服务和药事管理工作

D. 各级医疗机构应当设立药事管理与药物治疗学委员会

115. 根据《中华人民共和国药品管理法实施条例》,可以委托生产的药品包括

A. 维 C 银翘片　　B. 人血白蛋白

C. 狂犬疫苗　　D. 板蓝根冲剂

116. 某网站宣传广告称某处方药物含有仙鹤草,对癌细胞抑制率达 100%,且对人体正常细胞无损害,被认为是当今世界上最理想的抗癌药物。关于本事件相关法律问题的说法,正确的有

A. 网站不能在网上向个人消费者销售处方药

B. 网站涉及以虚假信息非法销售处方药的违法活动

C. 公众应凭医师处方通过正规渠道购买该处方药

D. 对这类处方药,患者应在医师指导下正确使用

117. 依据《药品管理法》的规定,药品生产企业可以接受委托生产药品,但下列哪些药品是不能委托生产的

A. 麻醉药品　　B. 精神药品

C. 多组分生化药品

D. 注射剂

118. 下列属于药品类易制毒化学品的有

A. 麦角新碱

B. 罂粟浓缩物

C. 麻黄浸膏

D. 麦角酸

119. 根据《药品经营许可证管理办法》，药品经营企业的经营范围有

A. 麻醉药品、精神药品、医疗用毒性药品

B. 放射性药品

C. 生物制品

D. 中药材、中药饮片、中成药

120. 下列属于特殊用途化妆品的是

A. 染发

B. 美乳

C. 祛斑

D. 美白

国家执业药师资格考试最后密押5套卷

药事管理与法规

答案与解析

药事管理与法规试卷(1)答案与解析

一、最佳选择题(共 40 题,每题 1 分。每题的备选项中,只有 1 个最符合题意。)

1.**【答案】**A

【解析】执业药师继续教育实行学分制。具有执业药师资格的人员每年必须参加不少于 15 学分的继续教育,举办单位为中国药师协会或省级药师协会。执业药师继续教育采取学分登记制,实行电子化管理,获取的学分在《执业药师继续教育登记证书》上进行登记后,该学分在全国范围内有效。

2.**【答案】**B

【解析】执业药师首次(再次)注册应填写《执业药师首次(或再次)注册申请表》,并按要求准备相关材料,交执业药师注册机构办理注册手续。

执业药师注册有效期为 3 年。持证者须在有效期满前 3 个月到原执业药师注册机构申请办理再次注册手续。

3.**【答案】**D

【解析】①药品安全风险可分为自然风险和人为风险。药品安全的自然风险,又称“必然风险”“固有风险”,是药品的内在属性,属于药品设计风险。药品安全的自然风险是客观存在的,和药品的疗效一样,是由药品本身所决定的,来源于已知或者未知的药品不良反应。②药品安全的人为风险属于“偶然风险”的范畴,是指人为有意或无意违反法律法规而造成的药品安全风险,存在于药品的研制、生产、经营、使用各个环节。③人为风险属于药品的制造风险和使用风险,主要来源于不合理用药、用药差错、药品质量问题、政策制度设计及管理导致的风险,是我国药品安全风险的关键因素。

4.**【答案】**C

【解析】建设覆盖城乡居民的公共卫生服务体系、医疗服务体系、医疗保障体系、药品供应保障体系,形成四位一体的基本医疗卫生制度。四大体系相辅相成,配套建设,协调发展。四大体系包括:①建立健全公共卫生服务体系;②进一步完善医疗服务体系;③加快建设医疗保障体系;④加快建立以国家基本药物制度为基础的药品供应保障体系。

5.**【答案】**C

【解析】①从 2009 年起,政府举办的基层医疗卫生机构全部配备和使用基本药物,其他各类医疗机构也都必须按规定使用基本药物,所有零售药店均应配备和销售基本药物。②建立基本药物优先选择和合理使用制度。政府举办的基层医疗卫生机构全部配备和使用基本药物,其他各类医疗机构也都必须按规定使用基本药物。③卫生行政部门制订临床基本药物应用指南和基本药物处方集,加强用药指导和监管。④医疗机构要按照国家基本药物临床应用指南和基本药物处方集,加强合理用药管理,确保规范使用基本药物。⑤促进基层医务人员合理用药。各地区、各有关部门要利用建立和规范基本药物采购机制的契机,引导和规范基层医务人员用药行为。加强基层医务人员的培训和考核,尽快推进基本药物临床应用指南和处方集在基层普遍使用。

6.【答案】B

【解析】药品零售连锁企业零售药品的处方一律保存2年。

7.【答案】C

【解析】医疗单位调配毒性药品，每次处方剂量不得超过2日极量。

8.【答案】B

【解析】本题考查基本药物质量监督管理机构及职能。

①国务院食品药品监督管理部门负责基本药物的评价性抽验工作，加大年度药品抽验计划中基本药物的抽验比例，组织开展基本药物品种的再评价工作，并将再评价结果及时通报国家卫生和计划生育委员会。②各省级食品药品监管部门负责基本药物的监督性抽验工作，每年组织常规检查不得少于两次，至少对辖区内基本药物生产企业生产的基本药物进行一次抽验。③地方各级食品药品监督管理部门应当进一步加强对城市社区和农村基本药物质量监督管理，充分发挥农村药品监督网在保证基本药物质量监督管理中的作用。

9.【答案】B

【解析】政府举办的基层医疗卫生机构配备使用的基本药物实行"零差率"销售。

10.【答案】A

【解析】卫生计生部门的职责：①负责起草中医药事业发展的法律法规草案，拟订政策规划；②负责组织推进公立医院改革，建立以公益性为导向的绩效考核机制；③负责组织制定国家药物政策和国家基本药物制度。

11.【答案】C

【解析】急诊处方印制用纸为淡黄色，儿科处方为淡绿色，麻醉药品和精一处方为淡红色，普通处方和精二处方为白色。

12.【答案】D

【解析】只有政府举办的基层医疗卫生机构全部配备基本药物，其他机构为优先配备。基本药物全部纳入基本医疗保障药物报销目录，报销比例明显高于非基本药物。

13.【答案】D

【解析】国家基本药物的遴选原则是防治必需、安全有效、价格合理、使用方便、中西药并重、基本保障、临床首选和基本能够配备。

14.【答案】B

【解析】《药品注册管理办法》规定：

(1)新药申请

①国内外均未曾上市的创新药(首次作为药用物质的新化合物)和国外已上市但未曾在我国境内上市销售的药品。②对已上市药品改变剂型、改变给药途径、增加新适应证的药品，虽不属于新药，但药品注册按照新药申请的程序申报。③改变剂型但不改变给药途径，以及增加新适应证的注册申请获得批准后只发给药品批准文号，不发给新药证书(靶向制剂、缓释、控释制剂等特殊剂型除外)。

(2)仿制药申请

指生产国家药品监督管理部门已批准上市的，与原研药品质量和疗效一致的药品的注册申请；但生物制品按照新药申请的程序申报。

15.【答案】A

【解析】开办药品经营企业,应当遵循合理布局和方便群众购药的原则,必须具备以下条件:①具有依法经过资格认定的药学技术人员;②具有与所经营药品相适应的营业场所、设备、仓储设施、卫生环境;③具有与所经营药品相适应的质量管理机构或者人员;④具有保证所经营药品质量的规章制度。

16.【答案】C

【解析】企业负责人是药品质量的主要责任人,全面负责企业日常管理,负责提供必要的条件,保证质量管理部门和质量管理人员有效履行职责,确保企业实现质量目标并按照 GSP 的要求经营药品。质量负责人应当由高层管理人员担任,全面负责药品质量管理工作,独立履行职责,在企业内部对药品质量管理具有裁决权。

17.【答案】B

【解析】药品零售企业和零售连锁门店销售药品时,不得采用附赠药品的销售方式。

18.【答案】D

【解析】药品经营企业可以从事的采购活动是从城乡集市贸易市场采购中药材。

19.【答案】D

【解析】药品召回指药品生产企业,包括进口药品的境外制药厂商,按照规定程序收回已上市销售的存在安全隐患的药品,已经确认为假药、劣药的,不适用于召回程序。

20.【答案】B

【解析】许可事项变更是指经营方式、经营范围、注册地址、仓库地址(包括增减仓库)、企业法定代表人或负责人以及质量负责人的变更。

21.【答案】D

【解析】不适宜处方包括:①适应证不适宜的;②遴选的药品不适宜的;③药品剂型或给药途径不适宜的;④无正当理由不首选国家基本药物的;⑤用法、用量不适宜的;⑥联合用药不适宜的;⑦重复给药的;⑧有配伍禁忌或者不良相互作用的。

22.【答案】D

【解析】注册商标归工商部门负责;药品商品名称不得与通用名称同行书写,其字体和颜色不得比通用名称更突出和显著,其字体以单字面积计,不得大于通用名称所用字体的二分之一。

23.【答案】D

【解析】说明书和标签必须印有规定的标识的是麻醉药品、精神药品、医疗用毒性药品、放射性药品、非处方药和外用药品。

24.【答案】C

【解析】工商行政管理部门负责广告的监督和处罚。

25.【答案】D

【解析】麻醉药品,精神药品,医疗用毒性药品,放射性药品,医疗机构配制的制剂,军队特需药品,国家食品药品监督管理总局依法明令停止或者禁止生产、销售和使用的药品,批准试生产的药品不得发布广告。

26.【答案】A

【解析】①篡改经批准的药品广告内容进行虚假宣传的,由药品监督管理部门责令立即停止该药品广告的发布,撤销该品种药品广告批准文号,1 年内不受理该品种的广告审批申请。

②对提供虚假材料申请药品广告审批,被药品广告审查机关在受理审查中发现的,1 年内不受理该企业该品种的广告审批申请。③对提供虚假材料申请药品广告审批,取得药品广告批准文号的,药品广告审查机关在发现后应当撤销该药品广告批准文号,并 3 年内不受理该企业该品种的广告审批申请。

27.【答案】A

【解析】提供互联网药品信息服务的网站不得发布麻醉药品、精神药品、医疗用毒性药品、放射性药品、戒毒药品和医疗机构制剂的产品信息。

28.【答案】D

【解析】消费者在购买、使用商品或者接受服务时,有没有回扣不是消费者的权利,而是由商家自主决定的。

29.【答案】A

【解析】通过签订合同获取权利人的商业秘密属于合法行为。

30.【答案】B

【解析】具有药品生产特色的职业道德要求包括:保证生产,社会效益与经济效益并重;质量第一,自觉遵守规范;依法促销,诚信推广。

31.【答案】D

【解析】行政处罚的适用:

(1)不予处罚

①不满十四周岁的人有违法行为的,不予行政处罚;②违法行为在两年内未被发现的,除法律另有规定外,不再给予行政处罚;③精神病人在不能辨认或者控制自己行为时有违法行为的,不予行政处罚;④如违法行为轻微并及时纠正,没有造成危害后果的,不予行政处罚。

(2)从轻或者减轻处罚

①主动消除或者减轻违法行为危害后果的;②受他人胁迫有违法行为的;③配合行政机关查处违法行为有立功表现的;④已满十四周岁不满十八周岁的人有违法行为的。

32.【答案】A

【解析】省级卫生主管部门应当将取得印鉴卡的医疗机构名单向本行政区域内的定点批发企业通报。

33.【答案】D

【解析】①疫苗生产企业、疫苗批发企业应当在其供应的纳入国家免疫规划疫苗的最小外包装的显著位置标明“免费”字样以及国务院卫生主管部门规定的“免疫规划”专用标识;②第二类疫苗是指由公民自费并且自愿受种的其他疫苗;③省级疾病预防控制机构、疫苗生产企业、疫苗批发企业应具备符合疫苗储存、运输温度要求的设施设备;④县级疾病预防控制机构可以向接种单位供应第二类疫苗。

34.【答案】A

【解析】药品说明书应当列出“全部”活性成分或者组方中的“全部”中药药味。注射剂和非处方药还应当列出所用的“全部”辅料名称。药品处方中含有可能引起严重不良反应的成分或者辅料的,应当予以说明。

35.【答案】D

【解析】有效期若标注到日,应当为起算日期对应年月日的前一天;若标注到月,应当为起算月份对应年月的前一月。如果由于包装尺寸或者技术设备等原因，有效期确实难以标注为“有效期至某年某月”的，可以标注有效期实际期限，如“有效期24个月”。

36.【答案】D

【解析】不得发布广告的药品：①麻醉药品、精神药品、医疗用毒性药品、放射性药品；②医疗机构配制的制剂；③军队特需药品；④国家食品药品监督管理总局依法明令停止或者禁止生产、销售和使用的药品；⑤批准试生产的药品。

37.【答案】B

【解析】诋毁商誉行为：经营者不得捏造、散布虚伪事实，损害竞争对手的商业信誉、商品声誉。

38.【答案】D

【解析】按假药论处的情形：①国药监部门规定禁止使用的；②必须批准而未经批准生产、进口，或者依照本法必须检验而未经检验即销售的；③变质的；④被污染的；⑤使用必须取得批准文号而未取得批准文号的原料药生产的；⑥所标明的适应证或者功能主治超出规定范围的。

39.【答案】D

【解析】《医疗器械经营许可证》的有效期为5年。

40.【答案】C

【解析】保健食品批准证书的有效期为5年。

二、配伍选择题（共50题，每题1分。备选答案在前，试题在后。每组题均对应同一组备选答案，每题只有一个正确答案。每个备选答案可重复选用，也可不选用。）

[**41－43**]

【答案】41. B、42. C、43. D

【解析】执业药师应当尊重患者或消费者的价值观、知情权、自主权、隐私权，对待患者或消费者应不分年龄、性别、民族、信仰、职业、地位、贫富，一视同仁。

执业药师应当遵守药品管理法律、法规，恪守职业道德，依法独立执业，确保药品质量和药学服务质量，科学指导用药，保证公众用药安全、有效、经济、适当。

执业药师应当与同仁和医护人员相互理解，相互信任，以诚相待，密切配合，建立和谐的工作作关系，共同为药学事业的发展和人类的健康奉献力量。

[**44－45**]

【答案】44. C、45. D

【解析】消费者和经营者发生消费权益争议的解决途径主要有：①与经营者协商和解。协商和解是消费者权益争议解决的首选方式。②请求消费者协会或者依法成立的其他调解组织调解。③向有关行政部门投诉。消费者权益发生争议后，不能与经营者达成和解时，消费者可以向有关行政职能部门提出申诉，以求得到行政保护。④提请仲裁。根据与经营者达成的仲裁协议提请仲裁机构仲裁。⑤向人民法院提起诉讼。消费者权益争议大多属于事实清楚，证据也较为充分，权利义务关系比较明确，争议不大的简单民事案件，采用诉讼方式具有高效、快捷、力度强的特点，能够使案件得到彻底的解决，且有强制执行力。

[**46－48**]

【答案】46. D、47. C、48. C

【解析】GSP 中各类人员资质要求,见下表。

人员	资质要求
企业负责人	大学专科以上学历或者中级以上专业技术职称,经过基本的药学专业知识培训,熟悉有关药品管理的法律法规及本规范
企业质量负责人	大学本科以上学历、执业药师资格和 3 年以上药品经营质量管理工作经历,在质量管理工作中具备正确判断和保障实施的能力
企业质量管理部门负责人	执业药师资格和 3 年以上药品经营质量管理工作经历,能独立解决经营过程中的质量问题
质量管理工作人员	药学中专或者医学、生物、化学等相关专业大学专科以上学历或者具有药学初级以上专业技术职称
验收、养护工作人员	药学或者医学、生物、化学等相关专业中专以上学历或者具有药学初级以上专业技术职称
中药材、中药饮片 验收工作人员	中药学专业中专以上学历或者具有中药学中级以上专业技术职称
中药材、中药饮片 养护工作人员	中药学专业中专以上学历或者具有中药学初级以上专业技术职称
中药材、中药饮片 直接收购地产中药材验收人员	中药学中级以上专业技术职称
经营疫苗企业负责疫苗质量管理和验收的工作人员	应当配备 2 名以上专业技术人员专门负责疫苗质量管理和验收工作,专业技术人员应当具有预防医学、药学、微生物学或者医学等专业本科以上学历及中级以上专业技术职称,并有 3 年以上从事疫苗管理或者技术工作经历
采购者	药学或者医学、生物、化学等相关专业中专以上学历,从事销售、储存等工作的人员应当具有高中以上文化程度

[49 -51]

【答案】49. B、50. A、51. C

【解析】处方药不得在大众传播媒介发布广告;非药品不得有涉及药品的宣传广告;未取得广告批准文号的药品不得发布广告。

[52 -53]

【答案】52. D、53. A

【解析】不得在市场上销售或者变相销售的是医疗机构配制的制剂;实行品种保护的是中药。

[54 -56]

【答案】54. A、55. C、56. D

【解析】限制或者禁止出口的是供应不足的药品;指定检验的是生物制品;无须从具有药品生产、经营资格的企业购进的是没有实施批准文号管理的中药材。

[57 -58]

【答案】57. C、58. A

【解析】提供虚假证明或者采取欺骗手段取得药品生产、经营许可证的，除吊销许可证外，还应五年内不受理其申请，并处一万元以上三万元以下的罚款。药品的生产企业、经营企业、研究机构，未按照规定实施相应质量管理规范且逾期不改正的，应责令停产、停业整顿，并处五千元以上二万元以下的罚款。

[59－61]

【答案】59. C、60. C、61. D

【解析】国务院药品监督管理部门负责生产注射剂、放射性药品的生产企业的 GMP 认证。省级人民政府药品监督管理部门负责生产片剂、胶囊剂的药品生产企业的 GMP 认证。

[62－65]

【答案】62. D、63. C、64. D、65. D

【解析】药品生产企业使用的直接接触药品的包装材料和容器，批准注册的部门是国务院药品监督管理部门；医疗机构配制制剂所使用的直接接触药品的包装材料和容器，批准的部门是省级人民政府药品监督管理部门；药品包装、标签、说明书必须依照国务院药品监督管理部门的规定印制；组织制定和公布直接接触药品的包装材料和容器的药用要求与标准的部门是国务院药品监督管理部门。

[66－67]

【答案】66. A、67. C

【解析】对首次在中国上市 5 年以内的进口药品应报告所有不良反应；已过新药监测期的国产药品应报告新的和严重的不良反应。

[68－70]

【答案】68. A、69. D、70. C

【解析】在人工作业的库房储存药品，按质量状态实行色标管理。合格药品应挂绿色标牌，不合格药品应挂红色标牌，待确定药品应挂黄色标牌。

[71－74]

【答案】71. D、72. A、73. B、74. C

【解析】按药品类易制毒化学品管理的是麦角酸；按麻醉药品管理的是布桂嗪；按第一类精神药品管理的是哌醋甲酯；按第二类精神药品管理的是曲马多。

[75－76]

【答案】75. B、76. A

【解析】非处方药绿色专有标识图案用于乙类非处方药和经营 OTC 的企业指南性标志；非处方药红色专有标识图案用于甲类非处方药。

[77－80]

【答案】77. A、78. B、79. B、80. D

【解析】处方的有效期限一般为当日。处方最长有效期不得超过三日。急诊处方的用量一般不得超过三日。一般处方的用量不得超过七日。

[81－82]

【答案】81. A、82. B

【解析】未曾在中国境内上市销售的药品的注册申请为新药申请。境外生产的药品在中国境内上市销售的注册申请为进口药品申请。

[83－85]

【答案】83. B、84. C、85. D

【解析】不合格药品库(区)是红色标志。退货药品库(区)是黄色标志。合格药品库(区)是绿色标志。

[86－88]

【答案】86. B、87. C、88. B

【解析】由国家统一制定,各地不得调整的是《基本医疗保险药品目录》中的"甲类目录"。由国家制定,各省可根据当地经济水平、医疗需求和用药习惯适当进行调整的是《基本医疗保险药品目录》中的"乙类目录"。临床治疗必需、使用广泛、疗效好,同类药品中价格低的药品是《基本医疗保险药品目录》中的"甲类目录"。

[89－90]

【答案】89. A、90. B

【解析】我国执业药师的职业道德准则:

(1)救死扶伤,不辱使命

执业药师应当将患者及公众的身体健康和生命安全放在首位,以专业知识、技能和良知,尽心、尽职、尽责为患者及公众提供药品和药学服务。

(2)尊重患者,平等相待

执业药师应当尊重患者或消费者的价值观、知情权、自主权、隐私权,对待患者或消费者应不分年龄、性别、民族、信仰、职业、地位、贫富,一视同仁。

(3)依法执业,质量第一

执业药师应当遵守药品管理法律、法规,恪守职业道德,依法独立执业,确保药品质量和药学服务质量,科学指导用药,保证公众用药安全、有效、经济、适当。

(4)进德修业,珍视声誉

执业药师应当不断学习新知识、新技术,加强道德修养,提高专业水平和执业能力;知荣明耻,正直清廉,自觉抵制不道德行为和违法行为,努力维护职业声誉。

(5)尊重同仁,密切协作

执业药师应当与同仁和医护人员相互理解,相互信任,以诚相待,密切配合,建立和谐的工作关系,共同为药学事业的发展和人类的健康奉献力量。

三、综合分析选择题(共 20 题,每题 1 分。题干分为若干组,每组题目基于同一个临床情景、病例、实例或者案例的背景信息逐题展开。每题的备选项中,只有一个最佳答案。)

[91－93]

91.【答案】C

【解析】美沙酮片属于麻醉药品,处方颜色是淡红色。

92.【答案】C

【解析】为门(急)诊癌症疼痛患者和中、重度慢性疼痛患者开具的麻醉药品、第一类精神药品注射剂,每张处方不得超过 3 日常用量;控缓释制剂,每张处方不得超过 15 日常用量;其他剂型,每张处方不得超过 7 日常用量。

93.【答案】C

【解析】麻醉药品处方应保存 3 年。

[**94－96**]

94.【答案】D

【解析】新康泰克胶囊含有麻黄碱，属于含有特殊药品的复方制剂。

95.【答案】C

【解析】将单位剂量麻黄碱类药物含量大于 30mg（不含 30mg）的含麻黄碱类复方制剂，列入必须凭处方销售的处方药管理。

96.【答案】D

【解析】药品零售企业销售含麻黄碱类复方制剂，应当查验购买者的身份证，并对其姓名和身份证号码予以登记。除处方药按处方剂量销售外，一次销售不得超过 2 个最小包装。

[**97－98**]

97.【答案】C

【解析】擅自添加辅料应按劣药论处。

98.【答案】D

【解析】（1）劣药的认定

药品成分的含量不符合国家药品标准的，为劣药。

有下列情形之一的药品，按劣药论处：①未标明有效期或者更改有效期的；②不注明或者更改生产批号的；③超过有效期的；④直接接触药品的包装材料和容器未经批准的；⑤擅自添加着色剂、防腐剂、香料、矫味剂及辅料的；⑥其他不符合药品标准规定的。

（2）生产、销售劣药的行政责任

①单位承担的行政责任

a. 没收违法生产、销售的药品和违法所得，并处违法生产、销售药品货值金额一倍以上三倍以下的罚款。

b. 情节严重的，责令停产、停业整顿或者撤销药品批准证明文件，吊销《药品生产许可证》、《药品经营许可证》或者《医疗机构制剂许可证》。

②个人承担的行政责任

从事生产、销售劣药情节严重的企业或者其他单位，其直接负责的主管人员和其他直接责任人员十年内不得从事药品生产、经营活动。

该案例的情节不是很严重，故选择 D。

[**99－100**]

99.【答案】B

【解析】处方颜色：①普通处方的印刷用纸为白色；②急诊处方印刷用纸为淡黄色，右上角标注“急诊”；③儿科处方印刷用纸为淡绿色，右上角标注“儿科”；④麻醉药品和第一类精神药品处方印刷用纸为淡红色，右上角标注“麻、精一”；⑤第二类精神药品处方印刷用纸为白色，右上角标注“精二。”

100.【答案】C

【解析】处方限量：普通处方、儿科处方、第二类精神药品处方均不得超过 7 日用量；急诊处方一般不得超过 3 日用量。

[**101－104**]

101.【答案】C

【解析】根据《药品管理法》规定,《药品经营许可证》的有效期为 5 年,期满前 6 个月申请换发新证。

102.【答案】C

【解析】药品零售企业的设置条件:①具有保证所经营药品质量的规章制度;②具有依法经过资格认定的药学技术人员;③具有与所经营药品相适应的营业场所、设备、仓储设施以及卫生环境。在超市等其他商业企业内设立零售药店的,必须具有独立的区域;④具有能够配备满足当地消费者所需药品的能力,并能保证 24 小时供应;⑤药品零售连锁企业经批准后,可以从事第二类精神药品零售业务。

103.【答案】A

【解析】核准经营范围为中药饮片、中成药、抗生素原料药及其制剂、生化药品。

104.【答案】B

【解析】《药品经营许可证》变更分为许可事项变更和登记事项变更。许可事项变更是指经营方式、经营范围、注册地址、仓库地址(包括增减仓库)、企业法定代表人或负责人以及质量负责人的变更;登记事项变更是指上述事项以外的其他事项的变更。

[105 - 108]

105.【答案】B

【解析】药品广告须经企业所在地省级食药监部门批准,并发给药品广告批准文号;未取得药品广告批准文号的,不得发布。

106.【答案】D

【解析】异地发布药品广告,在发布前应当到发布地药品广告审查机关办理备案。

107.【答案】B

【解析】广告宣称"各大医院权威认证,安全起效,一个疗程彻底痊愈,无效退款",应定性为含有不科学地表示功效的断言和保证。

108.【答案】A

【解析】药品广告的检查。①篡改经批准的药品广告内容进行虚假宣传的,由药品监督管理部门责令立即停止该药品广告的发布,撤销该品种药品广告批准文号,1 年内不受理该品种的广告审批申请;②对提供虚假材料申请药品广告审批,被药品广告审查机关在受理审查中发现的,1 年内不受理该企业该品种的广告审批申请;③对提供虚假材料申请药品广告审批,取得药品广告批准文号的,药品广告审查机关在发现后应当撤销该药品广告批准文号,并 3 年内不受理该企业该品种的广告审批申请。

[109 - 110]

109.【答案】C

【解析】化学药品注册分为 5 类,具体如下:①1 类:境内外均未上市的创新药。指含有新的结构明确的、具有药理作用的化合物,且具有临床价值的药品;②2 类:境内外均未上市的改良型新药。指在已知活性成分的基础上,对其结构、剂型、处方工艺、给药途径、适应证等进行优化,且具有明显临床优势的药品;③3 类:境内申请人仿制境外上市但境内未上市原研药品的药品。该类药品应与原研药品的质量和疗效一致。原研药品指境内外首个获准上市,且具有完整和充分的安全性、有效性数据作为上市依据的药品;④4 类:境内申请人仿制已在境内上市原研药品的药品。该类药品应与原研药品的质量和疗效一致;⑤5 类:

境外上市的药品申请在境内上市。

110.【答案】B

【解析】药品上市许可持有人制度是指药品批准文号的持有人，包括药品生产企业、研发机构和科研人员，以自己的名义将药品推向市场，并对药品全生命周期承担相应责任的一种制度。根据国家相关规定，国家药品监督管理部门允许药品研发机构和科研人员申请注册新药，在转让给企业生产时，只进行生产企业现场工艺核查和产品检验，不再重复进行药品技术审评。授权的试点期限为 3 年。

四、多项选择题(共 10 题，每题 1 分。每题的备选项中有 2 个或 2 个以上正确答案。少选、错选、多选均不得分。)

111.【答案】BCD

【解析】①GAP 是中药材生产质量管理规范；②适用于中药材(包括植物药和动物药)生产全过程；③实施 GAP 有利于促进中药标准化、现代化；④2016 年 2 月 3 日，国务院印发《关于取消 13 项国务院部门行政许可事项的决定》(国发[2016]10 号)，规定取消中药材生产质量管理规范(GAP)认证。

112.【答案】ABC

【解析】执业药师变更执业地区、执业单位、执业范围应及时办理变更注册手续。

113.【答案】AD

【解析】①公开招标采购，统一配送；②省级人民政府根据招标情况在国家指导价格内确定本地区的统一采购价格；③城乡基层医疗卫生机构应全部配备、使用基本药物，其他机构也首选基本药物并确定使用比例；④基本药物全部纳入基本医疗保障药物报销目录，报销比例要明显高于非基本药物。

114.【答案】ABCD

【解析】上述选项均正确。

115.【答案】ABC

【解析】工商行政管理部门的职责：①负责药品生产、经营企业的工商登记、注册，负责查处无照生产、经营药品的行为；②负责药品广告监督与处罚发布虚假违法药品广告的行为；③负责监督管理药品市场交易行为和网络商品交易行为，包括中药材经营。

116.【答案】ABD

【解析】销售处方药和甲类非处方药的零售药店必须具有《药品经营许可证》；不得以开架自选的方式销售处方药；可以开架销售非处方药；不得采用有奖销售、附赠药品或礼品等销售方式售药。

117.【答案】ABD

【解析】药品使用单位发现其使用的药品存在安全隐患的，应当立即停止销售或者使用该药品；应当通知药品生产企业或者供货商；应当协助药品生产企业控制和收回存在安全隐患的药品。

118.【答案】ABCD

【解析】上述选项均正确。

119.【答案】ACD

【解析】处方药可以在国务院卫生行政部门和 CFDA 共同指定的医学、药学专业刊物上发布广告。

120.【答案】ABCD

【解析】药品陈列的要求:①按剂型、用途以及储存要求分类陈列,并设置醒目标志,类别标签字迹清晰、放置准确;②药品放置于货架(柜),摆放整齐有序,避免阳光直射;③处方药、非处方药分区陈列,并有处方药、非处方药专用标识;④处方药不得采用开架自选的方式陈列和销售;⑤外用药与其他药品分开摆放;⑥拆零销售的药品集中存放于拆零专柜或者专区。

药事管理与法规试卷(2)答案与解析

一、最佳选择题(共 40 题,每题 1 分。每题的备选项中,只有 1 个最符合题意。)

1.【答案】C

【解析】执业药师注册后有下列情况之一的,应予以注销注册:

①死亡或被宣告失踪的;②受刑事处罚的;③被吊销《执业药师资格证书》的;④受开除行政处分的;⑤因健康或其他原因不能从事执业药师业务的;⑥无正当理由不在岗执业超过半年以上者;⑦注册许可有效期届满未延续的。

2.【答案】D

【解析】执业药师的职责:

①执业药师必须遵守职业道德,忠于职守,以对药品质量负责、保证人民用药安全有效为基本准则;②执业药师必须严格执行《药品管理法》及国家有关药品研究、生产、经营、使用的各项法规及政策,对违反《药品管理法》及有关法规的行为或决定,有责任提出劝告、制止、拒绝执行并向上级报告;③在执业范围内负责对药品质量的监督和管理,参与制定、实施药品全面质量管理及对本单位违反规定的处理;④提供用药咨询与信息,指导合理用药,开展治疗药物监测及药品疗效的评价等临床药学工作。

3.【答案】D

【解析】新开办药品批发和零售企业,应当自取得《药品经营许可证》之日起 30 日内,按照规定向药品监督管理部门申请《药品经营质量管理规范》认证。

4.【答案】A

【解析】申请进口的药品应具备的条件:

①应当获得境外制药厂商所在生产国家或者地区的上市许可;

②未在生产国家或者地区获得上市许可,但经中国国家食品药品监督管理局确认该药品安全、有效而且临床需要的,可以依法批准进口;

③进口分包装的药品也应当执行进口药品注册标准。进口药品分包装,是指药品已在境外完成最终制剂生产过程,在境内由大包装规格改为小包装规格,或者对已完成内包装的药品进行外包装、放置说明书、粘贴标签等。

5.【答案】B

【解析】"足以严重危害人体健康"的情况是生产、销售假药经法定药品检验机构鉴定,含有的有毒有害物质超过国家药品标准规定的。

6.【答案】D

【解析】药品零售企业供应和调配毒性药品的条件:①正式处方;②不得超过二日极量。

7.【答案】B

【解析】非处方药标签和说明书除符合相关规定外,用语应当科学、易懂,便于消费者自行判断、选择和使用。

8.【答案】C

【解析】对注册的保健食品,国产保健食品注册号格式为:国食健注 G +4 位年代号 +4 位顺序号;进口保健食品注册号格式为:国食健注 J +4 位年代号 +4 位顺序号。对备案的保健食品,食品药品监督管理部门应当按照相关要求的格式制作备案凭证,并将备案信息表中登载的信息在其网站上公布。国产保健食品备案号格式为:食健备 G +4 位年代号 +2 位省级行政区域代码 +6 位顺序编号;进口保健食品备案号格式为:食健备 J +4 位年代号 +00 +6 位顺序编号。

9.【答案】A

【解析】①国家中医药管理部门负责拟定中医药和民族医药事业发展的规划、政策和相关标准;负责指导中药及民族药的发掘、整理、总结和提高;负责中药资源普查,促进中药资源的保护、开发和合理利用。②发展和改革宏观调控部门负责监测和管理药品宏观经济;负责药品价格行为的监督管理工作。③人力资源和社会保障部门统筹建立覆盖城乡的社会保障体系;负责统筹拟订医疗保险、生育保险政策、规划和标准;拟订医疗保险、生育保险基金管理办法;组织拟订定点医疗机构、药店的医疗保险服务和生育保险服务管理、结算办法及支付范围等工作,包括制定并发布《国家基本医疗保险、工伤保险和生育保险药品目录》。④工商行政管理部门负责药品生产、经营企业的工商登记、注册;负责药品广告监督,处罚发布虚假违法药品广告的行为。⑤工业和信息化管理部门负责拟定和实施生物医药产业的规划、政策和标准;承担医药行业管理工作;承担中药材生产扶持项目管理和国家药品储备管理工作。同时,配合药监部门加强对互联网药品广告的整治。

10.【答案】D

【解析】①根据保护公众健康的需要,可以对批准生产的新药品种设立监测期,对该新药的安全性继续进行监测。监测期内的新药,国家药品监督管理部门将不再受理其他企业生产、改变剂型和进口该药的申请;②处于新药监测期内的药品,有关药品生产、经营、使用及检验、监督企业或单位发现新药存在严重质量问题、严重或者非预期的不良反应的,必须及时向省级药品监督管理部门报告。省级药品监督管理部门收到报告后应当立即组织调查,并报告国家药品监督管理部门;③药品生产企业应当经常考察处于监测期内的新药的生产工艺、质量、稳定性、疗效及不良反应等情况,并每年向所在地省级药品监督管理部门报告。药品生产企业未履行新药监测期责任的,省级药品监督管理部门应责令其改正;④新药的监测期可以根据现有的安全性研究资料和境内外研究状况确定,自新药批准生产之日起计算,最长不得超过 5 年。针对不同类型的新药,分别规定中药、天然药物、化学药品、治疗性生物制品、预防用生物制品的相应监测期限。

11.【答案】D

【解析】对医师处方进行审核,签字的人员必须是执业药师。

12.【答案】B

【解析】医师处方必须遵循的原则是安全、有效、经济。

13.【答案】D

【解析】处方书写规则错误的是 D 选项,每张处方都必须注明临床诊断。

14.【答案】C

【解析】国家对药品不良反应实行逐级、定期报告制度。

15.【答案】B

【解析】开办药品生产企业，应当具备的条件：①具有依法经过资格认定的药学、工程及相应的技术工人；②具有与其药品生产相适应的厂房、设施和卫生环境；③具有能对所生产药品进行质量管理和质量检验的机构、人员以及必要的仪器设备；④具有保证药品质量的规章制度（符合国家发展规划和产业政策）。

16.【答案】B

【解析】不得委托生产的药品：①麻醉药品；②精神药品；③药品类易制毒化学品及其复方制剂；④医疗用毒性药品；⑤生物制品；⑥多组分生化药品；⑦中药注射剂和原料药。

17.【答案】B

【解析】对使用该药品可能引起严重健康危害的实施一级召回。

18.【答案】B

【解析】《药品管理法》第 14 条规定：开办药品批发企业，须经企业所在地省、自治区、直辖市人民政府药品监督管理部门批准并发给《药品经营许可证》。开办药品零售企业，须经企业所在地县级以上地方药品监督管理部门批准并发给《药品经营许可证》，凭《药品经营许可证》到工商行政管理部门办理登记注册。

19.【答案】C

【解析】药品零售企业的设置条件：①具有保证所经营药品质量的规章制度。②具有依法经过资格认定的药学技术人员。③具有与所经营药品相适应的营业场所、设备、仓储设施以及卫生环境；在超市等其他商业企业内设立零售药店的，必须具有独立的区域。④具有能够配备满足当地消费者所需药品的能力，并能保证 24 小时供应。

20.【答案】B

【解析】注销《药品经营许可证》的情形：①《药品经营许可证》有效期届满未换证的；②药品经营企业终止经营药品或者关闭的；③《药品经营许可证》被依法撤销、撤回、吊销、收回、缴销或者宣布无效的；④不可抗力导致《药品经营许可证》的许可事项无法实施的。

21.【答案】B

【解析】药品零售企业可以不凭处方销售甲类非处方药。

22.【答案】D

【解析】参与临床药物试验的人员是临床药师，而非临床药学技术人员。

23.【答案】C

【解析】委托方没有《药品生产许可证》。

24.【答案】C

【解析】以下药品不能纳入基本医疗保险用药范围：

①主要起营养滋补作用的药品；

②部分可以入药的动物及动物脏器，干（水）果类；

③用中药材和中药饮片泡制的各类酒制剂；

④各类药品中的果味制剂、口服泡腾剂；

⑤血液制品、蛋白类制品（特殊适应证与急救、抢救除外）；

⑥劳动保障部规定的基本医疗保险基金不予支付的其他药品。

25.【答案】B

【解析】医疗机构药师的职责：①负责药品采购供应、处方或者用药医嘱审核、药品调剂、静脉用药集中调配和医院制剂配制，指导病房（区）护士请领、使用与管理药品；②参与临床药物治疗，进行个体化药物治疗方案的设计与实施，开展药学查房，为患者提供药学专业技术服务；③参加查房、会诊、病例讨论和疑难、危重患者的医疗救治，协同医师做好药物使用遴选，对临床药物治疗提出意见或调整建议，与医师共同对药物治疗负责；④开展抗菌药物临床应用监测，实施处方点评与超常预警，促进药物合理使用；⑤开展药品质量监测，药品严重不良反应和药品损害的收集、整理、报告等工作；⑥掌握与临床用药相关的药物信息，提供用药信息与药学咨询服务，向公众宣传合理用药知识；⑦结合临床药物治疗实践，进行药学临床应用研究；⑧开展药物利用评价和药物临床应用研究；⑨参与新药临床试验和新药上市后安全性与有效性监测等。

26.【答案】C

【解析】医疗机构制剂批准文号的有效期为 3 年。

27.【答案】B

【解析】医疗机构制剂室负责人要求大专以上药学或者相关专业学历。

28.【答案】C

【解析】《医疗机构制剂许可证》变更分为许可事项变更和登记事项变更。许可事项变更是指制剂室负责人、配制地址、配制范围的变更；登记事项变更是指医疗机构名称、医疗机构类别、法定代表人、注册地址等事项的变更。

29.【答案】C

【解析】①药品广告必须标明药品生产企业或者药品经营企业的名称，不得单独出现“咨询热线”“咨询电话”等内容；②药品广告中涉及改善和增强性功能内容的，必须与经批准的药品说明书中的适应证或者功能主治完全一致，电视台、广播电台不得在 7：00～22：00 发布含有上述内容的广告；③处方药广告的忠告语是“本广告仅供医学药学专业人士阅读”，非处方药广告的忠告语是“请按药品说明书或在药师指导下购买和使用”；④不得含有免费治疗、免费赠送、有奖销售、以药品作为礼品或者奖品等促销药品的内容，“家庭必备”或者类似的内容，“无效退款”“保险公司保险”等保证的内容。

30.【答案】A

【解析】消费者的权利主要有安全保障权、真情知悉权、自主选择权、公平交易权、获取赔偿权、结社权、知识获取权、受尊重权和监督批评权。

31.【答案】D

【解析】不得申请委托生产的药品包括：麻醉药品、精神药品、药品类易制毒化学品、含特殊药品复方制剂、医疗用毒性药品、生物制品、多组分生化药品、中药注射剂、原料药。但是，放射性药品的委托生产要按照有关规定办理。

32.【答案】D

【解析】除麻醉药品、精神药品、医疗用毒性药品、儿科处方外，医疗机构不得限制门诊就诊人员持处方到药品零售企业购药。

33.【答案】A

【解析】不得作为医疗机构制剂申报的品种：①市场上已有供应的品种；②含有未经国家食品药品监督管理局批准的活性成分的品种；③生物制品，变态反应原制品除外；④中药注射剂；⑤中药、化学药组成的复方制剂；⑥麻醉药品、精神药品、医疗用毒性药品、放射性药品。

34.【答案】D

【解析】按照药品品种、规格、适应证、剂量及给药途径的不同,对药品分别按照处方药与非处方药进行分类管理。

35.【答案】D

【解析】重点监测是指药品生产企业应当经常考察本企业生产药品的安全性,对新药监测期内的药品和首次进口5年内的药品,应当开展重点监测,并按要求对监测数据进行汇总、分析、评价和报告;对本企业生产的其他药品,应当根据安全性情况主动开展重点监测。被动重点监测是指省级以上药品监督管理部门根据药品临床使用和不良反应监测情况,可以要求药品生产企业对特定药品进行重点监测。

36.【答案】A

【解析】对违反《中药品种保护条例》,擅自仿制和生产中药保护品种的,由县级以上药监部门以生产假药依法论处。

37.【答案】B

【解析】①《药品管理法》规定:“中药饮片的炮制,必须按照国家药品标准炮制,国家药品标准没有规定的,必须按照省、自治区、直辖市药品监督管理部门制定的炮制规范炮制”;②生产中药饮片必须持有《药品生产许可证》和《药品 GMP 证书》;③必须在符合药品 GMP 条件下组织生产,出厂的中药饮片应检验合格,并随货附纸质或电子版的检验报告书(复印件)。

38.【答案】D

【解析】①疫苗生产企业应当在其供应的纳入国家免疫规划疫苗的最小外包装的显著位置标明“免费”字样以及国务院卫生主管部门规定的“免疫规划”专用标识;②第二类疫苗是指由公民自费并且自愿受种的其他疫苗;③省级疾病预防控制机构、疫苗生产企业应具备符合疫苗储存、运输温度要求的设施设备;④县级疾病预防控制机构可以向接种单位供应第二类疫苗。

39.【答案】C

【解析】特殊用途化妆品是指用于育发、染发、烫发、脱毛、美乳、健美、除臭、祛斑、防晒的化妆品。

40.【答案】B

【解析】疫苗生产企业可以将本企业生产的第二类疫苗销售给疾病预防控制机构、接种单位。药品批发及零售企业不得从事疫苗经营活动。

二、配伍选择题(共50题,每题1分。备选答案在前,试题在后。每组题均对应同一组备选答案,每题只有一个正确答案。每个备选答案可重复选用,也可不选用。)

[41-42]

【答案】41. A、42. D

【解析】我国执业药师的职业道德准则:

(1)救死扶伤,不辱使命

执业药师应当将患者及公众的身体健康和生命安全放在首位,以专业知识、技能和良知,尽心、尽职、尽责为患者及公众提供药品和药学服务。

(2)尊重患者,平等相待

执业药师应当尊重患者或消费者的价值观、知情权、自主权、隐私权,对待患者或消费者应不分年龄、性别、民族、信仰、职业、地位、贫富，一视同仁。

(3)依法执业，质量第一

执业药师应当遵守药品管理法律、法规，恪守职业道德，依法独立执业，确保药品质量和药学服务质量，科学指导用药，保证公众用药安全、有效、经济、适当。

(4)进德修业，珍视声誉

执业药师应当不断学习新知识、新技术，加强道德修养，提高专业水平和执业能力；知荣明耻，正直清廉，自觉抵制不道德行为和违法行为，努力维护职业声誉。

(5)尊重同仁，密切协作

执业药师应当与同仁和医护人员相互理解，相互信任，以诚相待，密切配合，建立和谐的工作关系，共同为药学事业的发展和人类的健康奉献力量。

[43－45]

【答案】43. D、44. B、45. A

【解析】医疗机构违反药品管理法规定，从无许可证企业购进药品且情节严重的，应吊销其《医疗机构执业许可证》。企业在购销药品中无真实、完整的购销记录且情节严重的，应吊销其《药品经营许可证》。麻醉药品和国家规定范围内的精神药品进口必须持有《进口准许证》。

[46－48]

【答案】46. B、47. C、48. B

【解析】《医药产品注册证》《进口药品注册证》的有效期为5年。新药品种设立的监测期为不超过5年。

[49－50]

【答案】49. B、50. A

【解析】不得在市场销售的是医院制剂。药品经营企业无须从具有药品生产、经营资格的企业购进的药品是未实施批准文号管理的中药材。

[51－52]

【答案】51. B、52. B

【解析】应当定期公告药品质量抽查检验结果的是国务院或者省级人民政府的药品监督管理部门。对已确认发生严重不良反应的药品，可采取停止销售使用的紧急措施的是国务院或者省级人民政府的药品监督管理部门。

[53－55]

【答案】53. B、54. C、55. D

【解析】生产、销售假药的，没收违法生产、销售的药品和违法所得，并处违法生产销售药品货值金额二倍以上五倍以下的罚款。

生产、销售劣药的，没收违法生产、销售的药品和违法所得，并处违法生产销售药品货值金额一倍以上三倍以下的罚款。

药品生产、经营企业未按照GMP、GSP规定实施的，给予警告，责令限期改正，逾期不改正的，责令停产、停业整顿，并处五千元以上二万元以下的罚款。

[56－58]

【答案】56. A、57. D、58. C

【解析】①非处方药遴选的主要原则:应用安全、疗效确切、质量稳定、使用方便;②国家基本药物遴选的主要原则:防治必需、安全有效、价格合理、使用方便、中西药并重、基本保障、临床首选、基层能够配备;③医疗保险药品目录遴选的主要原则:临床必需、安全有效、价格合理、使用方便、市场能够保障供应。

[59-60]

【答案】59. D、60. B

【解析】《药品管理法实施条例》第17条规定,《药品经营许可证》有效期为5年。有效期届满,需要继续经营药品的,持证企业应当在许可证有效期届满前6个月,按照国务院药品监督管理部门的规定申请换发《药品经营许可证》。

《药品管理法实施条例》第16条规定,药品经营企业变更《药品经营许可证》许可事项的,应当在许可事项发生变更30日前,向原发证机关申请《药品经营许可证》变更登记;未经批准,不得变更许可事项。原发证机关应当自收到企业申请之日起15个工作日内作出决定。申请人凭变更后的《药品经营许可证》到工商行政管理部门依法办理变更登记手续。

[61-63]

【答案】61. A、62. C、63. D

【解析】生产、销售的避孕药品属于假药,应当认定为足以严重危害人体健康。生产、销售的假药被使用后,造成三人以上重伤,应当认定为对人体健康造成特别严重危害。生产、销售的劣药被使用后,造成器官组织损伤导致严重功能障碍,应当认定为对人体健康造成严重危害。

[64-65]

【答案】64. A、65. C

【解析】①"精二"药品处方印刷用纸为白色,右上角标注"精二"字样;

②普通处方的印刷用纸为白色;

③急诊处方印刷用纸为淡黄色,右上角标注"急诊"字样;

④"麻药和精一"药品处方印刷用纸为淡红色,右上角标注"麻、精一"字样;

⑤儿科处方印刷用纸为淡绿色,右上角标注"儿科"字样。

[66-67]

【答案】66. C、67. A

【解析】哌醋甲酯用于治疗儿童多动症时,每张处方不得超过15日常用量。

为门(急)诊一般患者开具的麻醉药品注射剂,每张处方为一次常用量;控缓释制剂,每张处方不得超过7日常用量。

[68-69]

【答案】68. C、69. B

【解析】西药和中成药列入基本医疗保险基金准予支付的药品目录,药品名称采用通用名,并标明剂型。

中药饮片列入基本医疗保险基金不予支付的药品目录,药品名称采用药典名。

[70-72]

【答案】70. A、71. C、72. A

【解析】对特定疾病有显著疗效的可以申请二级保护,中药二级保护品种的保护期限为7年,保护期满可以延长的保护期限时间为7年。

对特定疾病有特殊疗效的中药品种可以申请一级保护，中药一级保护品种的保护期限分别为30年、20年、10年；延长的保护期限不得超过第一次批准的保护期限。

从天然药物中提取有效物质生产的中药品种可以申请二级保护，中药二级保护品种的保护期限为7年，保护期满可以延长的保护期限时间为7年。

[73－74]

【答案】73. B、74. C

【解析】我国生产及使用的麻醉药品品种（27种）：可卡因、蒂巴因、可待因、双氢可待因、二氢埃托啡、地芬诺酯、芬太尼、瑞芬太尼、舒芬太尼、右丙氧芬、氢可酮、氢吗啡酮、美沙酮、羟考酮、哌替啶、阿片（包括复方樟脑酊、阿桔片）、福尔可定、布桂嗪、吗啡（包括阿托品注射剂）、乙基吗啡、罂粟秆浓缩物（包括罂粟壳提取物、提取物粉）、罂粟壳。

我国生产及使用的第一类精神药品品种（7种）：①司可巴比妥；②氯胺酮；③哌醋甲酯；④丁丙诺啡；⑤γ－羟丁酸；⑥马吲哚；⑦三唑仑。

[75－76]

【答案】75. B、76. D

【解析】医疗单位供应和调配毒性药品，凭医生签名的正式处方，每次处方剂量不得超过2日极量。

第二类精神药品一般每张处方不得超过7日常用量。

[77－78]

【答案】77. C、78. A

【解析】违约责任属于民事责任。被判处有期徒刑并处罚金属于刑事责任。

[79－80]

【答案】79. B、80. D

【解析】制剂室和药检室负责人应具有大专以上药学或相关专业学历要求。医疗机构制剂配制操作及药检人员应经专业技术培训，具有基础理论知识和实践操作技能。

[81－83]

【答案】81. A、82. B、83. D

【解析】《执业药师注册管理暂行办法》第2条规定，执业药师实行注册制度。国家药品监督管理局为全国执业药师注册管理机构，各省、自治区、直辖市药品监督管理局为本辖区执业药师注册机构。2013年5月，国务院办公厅印发《国家食品药品监督管理总局主要职责内设机构和人员编制规定》，明确执业药师继续教育管理由中国执业药师协会承担。

[84－85]

【答案】84. A、85. D

【解析】《基药办法》规定下列药物不纳入国家基本药物目录遴选的范围：①含有国家濒危野生动植物药材的；②主要用于滋补保健作用，易滥用的；③非临床治疗首选的；④因严重不良反应，国食药监部门明确规定暂停生产、销售或使用的；⑤违背国家法律、法规，或不符合伦理要求的。

《基药办法》规定有下列情形之一的药品，应当从国家基本药物目录中调出：①药品标准被取消的；②国食药监部门撤销其药品批准证明文件的；③发生严重不良反应的；④根据药物经济学评价，可被风险效益比或成本效益比更优的品种所替代的。

[**86－88**]

【答案】86. B、87. C、88. D

【解析】发展和改革宏观调控部门的职责:①负责监测和管理药品宏观经济;②负责药品价格的监督管理工作;③依法制定和调整药品政府定价目录。

工业和信息化管理部门的职责:①负责拟定和实施生物医药产业的规划、政策和标准;②承担医药行业管理工作;③承担中药材生产扶持项目管理和国家药品储备管理工作。

商务管理部门的职责:①负责研究制定药品流通行业发展规划、行业标准和有关政策;②配合实施国家基本药物制度。

[**89－90**]

【答案】89. C、90. D

【解析】国家对医疗器械按照风险程度实行分类管理。

第一类是风险程度低,实行常规管理可以保证其安全、有效的医疗器械。如外科用手术器械(刀、剪、钳、镊夹、针、钩等)、听诊器(无电能)、反光镜、反光灯、医用放大镜、(中医用)刮痧板、橡皮膏、透气胶带、手术衣、手术帽、检查手套、集液袋等。

第二类是具有中度风险,需要严格控制管理以保证其安全、有效的医疗器械。如血压计、体温计、心电图机、脑电图机、手术显微镜、(中医用)针灸针、助听器、皮肤缝合钉、避孕套、避孕帽、无菌医用手套、睡眠监护系统软件、超声三维系统软件、脉象仪软件等。

第三类是具有较高风险,需要采取特别措施严格控制管理以保证其安全、有效的医疗器械。如心脏起搏器、体外反搏装置、血管内窥镜、超声肿瘤聚焦刀、高频电刀、微波手术刀、医用磁共振成像设备、钴60治疗机、正电子发射计算机断层扫描装置、植入器材、植入式人工器官、血管支架、血管内导管、一次性使用输液器、输血器等。

三、综合分析选择题(共20题,每题1分。题干分为若干组,每组题目基于同一个临床情景、病例、实例或者案例的背景信息逐题展开。每题的备选项中,只有一个最佳答案。)

[**91－94**]

91.【答案】D

【解析】行政处罚的种类:①人身罚,如行政拘留;②资格罚,如责令停产停业、吊销许可证或者执照;③财产罚,如罚款、没收违法所得、没收非法财物;④声誉罚,如警告。

92.【答案】B

【解析】《行政复议法》第9条规定,公民、法人或者其他组织认为具体行政行为侵犯其合法权益的,可以自知道该具体行政行为之日起60日内提出行政复议申请;但是法律规定的申请期限超过60日的除外。

93.【答案】D

【解析】《行政复议法》第12条规定,对县级以上地方各级人民政府工作部门的具体行政行为不服的,由申请人选择,可以向该部门的本级人民政府申请行政复议,也可以向上一级主管部门申请行政复议。对海关、金融、国税、外汇管理等实行垂直领导的行政机关和国家安全机关的具体行政行为不服的,可以向上一级主管部门申请行政复议。

94.【答案】B

【解析】经复议的一般起诉期限是15日,即在收到复议决定书之日或复议机关逾期不作决定的,复议期满之日起15日内向人民法院起诉;法律另有规定的除外。

[95 - 98]

95.【答案】B

【解析】该药厂违规使用未取得批准文号的原料药，按照规定，该药厂生产的这批药品属于按假药处理药品。

96.【答案】D

【解析】致人死亡或者有其他特别严重情节的，处十年以上有期徒刑、无期徒刑或者死刑，并处罚金或者没收财产。

生产、销售假药，具有下列情形之一的，应当认定为有“其他特别严重情节”：

①致人重度残疾的；

②造成三人以上重伤、中度残疾或者器官组织损伤导致严重功能障碍的；

③造成五人以上轻度残疾或者器官组织损伤导致一般功能障碍的；

④造成十人以上轻伤的；

⑤造成重大、特别重大突发公共卫生事件的；

⑥生产、销售金额五十万元以上的；

⑦生产、销售金额二十万元以上不满五十万元，并具有本解释第一条规定的应当酌定从重处罚情形之一的；

⑧根据生产、销售的时间、数量、假药种类等情况，应当认定为情节特别严重的。

97.【答案】A

【解析】有下列情形之一的药品，按假药论处：

①国务院药品监督管理部门规定禁止使用的；②依照本法必须批准而未经批准生产、进口的，或者依照本法必须检验而未经检验即销售的；③变质的；④被污染的；⑤使用依照本法必须取得批准文号而未取得批准文号的原料药生产的；⑥所标明的适应证或者功能主治超出规定范围的。

另外，擅自委托或者接受委托生产药品的，对委托方和受托方均依照生产、销售假药的法律责任给予处罚。

98.【答案】D

【解析】有下列情形之一的药品，按劣药论处：

①未标明有效期或者更改有效期的；②不注明或者更改生产批号的；③超过有效期的；④直接接触药品的包装材料和容器未经批准的；⑤擅自添加着色剂、防腐剂、香料、矫味剂及辅料的；⑥其他不符合药品标准规定的。

[99 - 102]

99.【答案】B

【解析】省级食品药品监督管理局负责 GSP 的审核和认证。

100.【答案】C

【解析】待出库药品、不合格药品、退货药品颜色分别为绿色、红色、黄色。

101.【答案】B

【解析】按包装标示的温度要求储存药品；包装上没有标示具体温度的，按照《中国药典》规定的贮藏要求进行储存，储存药品的相对湿度为 35% ~75%。

102.【答案】C

【解析】企业应当根据药品的质量特性对药品进行合理储存，并符合以下要求：

①按包装标示的温度要求储存药品，包装上没有标示具体温度的，按照《中国药典》规定的贮藏要求进行储存，储存药品的相对湿度为35% ~75%；②在人工作业的库房储存药品，按质量状态实行色标管理：合格药品为绿色，不合格药品为红色，待确定药品为黄色；③储存药品应当按照要求采取避光、遮光、通风、防潮、防虫、防鼠等措施；④搬运和堆码药品应当严格按照外包装标示的要求规范操作，堆码高度符合包装图示要求，避免损坏药品包装；⑤药品按批号堆码，不同批号的药品不得混垛，垛间距不小于5厘米，与库房内墙、顶、温度调控设备及管道等设施间距不小于30厘米，与地面间距不小于10厘米；⑥药品与非药品、外用药与其他药品分开存放，中药材和中药饮片分库存放；⑦特殊管理的药品应当按照国家有关规定储存；⑧拆除外包装的零货药品应当集中存放；⑨储存药品的货架、托盘等设施设备应当保持清洁，无破损和无杂物堆放；⑩未经批准的人员不得进入储存作业区，储存作业区内的人员不得有影响药品质量和安全的行为，药品储存作业区内不得存放与储存管理无关的物品。

[103 - 104]

103.【答案】A

【解析】(1)药品生产、经营企业和医疗机构发现或者获知新的、严重的药品不良反应应当在15日内报告，其中死亡病例须立即报告；其他药品不良反应应当在30日内报告。有随访信息的，应当及时报告。

(2)药品生产企业应当对获知的死亡病例进行调查，详细了解死亡病例的基本信息、药品使用情况、不良反应发生及诊治情况等，并在15日内完成调查报告，报药品生产企业所在地的省级药品不良反应监测机构。

104.【答案】D

【解析】国产新药监测期的期限不超过5年，需要报告监测期内的所有不良反应。

[105 - 107]

105.【答案】D

【解析】基本药物应满足的条件有：①适应基本医疗卫生需求；②剂型适宜；③价格合理；④能够保障供应；⑤公众可公平获得。

106.【答案】C

【解析】国家基本药物目录在保持数量相对稳定的基础上，实行动态管理，原则上每3年调整一次。必要时，经国家基本药物工作委员会审核同意，可适时组织调整。

107.【答案】B

【解析】列入国家基本药物目录药品的条件包括：①国家基本药物目录中的化学药品、生物制品、中成药，应当是《中华人民共和国药典》收载的，卫生部、国食药局颁布药品标准的品种；②独家生产品种纳入国家基本药物目录应当经过单独论证；急救、抢救用药除外。

[108 - 110]

108.【答案】C

【解析】余某作为医疗机构药剂人员参加执业药师考试并取得证书是符合规定的。

109.【答案】A

【解析】因酒驾受到的处罚属于行政处罚，但还不属于应当办理注销注册的情形。执业药师注册后如有下列情况之一的,应予以注销注册:①死亡或被宣告失踪的;②受刑事处罚的;③被吊销《执业药师资格证书》的;④受开除行政处分的;⑤因健康或其他原因不能从事执业药师业务的;⑥无正当理由不在岗执业超过半年以上者;⑦注册许可有效期届满未延续的。

110.【答案】C

【解析】单位犯生产、销售假药罪的,对单位判处罚金,并对其直接负责的主管人员和其他直接责任人员,依照自然人犯生产、销售假药罪的定罪量刑标准处罚。

四、多项选择题(共10题,每题1分。每题的备选项中有2个或2个以上正确答案。少选、错选、多选均不得分。)

111.【答案】ABC

【解析】申请注册的执业药师,必须具备以下条件:

①取得《执业药师资格证书》;

②遵纪守法,遵守职业道德;

③身体健康,能坚持在执业药师岗位上工作;

④经执业单位同意。

此外,再注册时,还应有继续教育学分证明。首次注册在取得执业资格证书一年后申请的,除按首次注册提交材料外,还应提交继续教育学分证明。

112.【答案】ABCD

【解析】上述选项均正确。

113.【答案】AB

【解析】医疗机构配制的制剂不得在市场上销售或者变相销售,不得发布广告。

114.【答案】AB

【解析】刑事责任认定及刑罚:

①足以严重危害人体健康的,处三年以下有期徒刑或者拘役,并处罚金;

②对人体健康造成严重危害或者有其他严重情节的,处三年以上十年以下有期徒刑,并处罚金;

③致人死亡或者有其他特别严重情节的,处十年以上有期徒刑、无期徒刑或者死刑,并处罚金或者没收财产。

115.【答案】ABC

【解析】科学研究、教学单位需要使用麻醉药品和精神药品开展实验、教学活动的,应当经所在地省级食品药品监督管理部门批准,可以向定点生产企业购买或向定点批发企业购买。

116.【答案】ABCD

【解析】执业药师的具体职责主要有:①执业药师必须遵守职业道德,忠于职守,以对药品质量负责、保证公众用药安全有效为基本准则;②执业药师必须严格执行《药品管理法》及国家有关药品研制、生产、经营、使用的各项法规及政策,对违反《药品管理法》及有关法规的行为或决定,有责任提出劝告、制止、拒绝执行并向上级报告;③执业药师在执业范围内负责对药品质量的监督和管理,参与制定、实施药品全面质量管理及对本单位违反规定的处理;④执业药师负责处方的审核及监督调配,提供用药咨询与信息,指导合理用药,开展治疗药物监测及药品疗效的评价等临床药学工作。

117.【答案】ACD

【解析】①定点零售药店对外配处方要分别管理，单独建账，定期向社会保险经办机构报告服务和费用发生情况；②定点零售药店应具备及时供应基本医疗保险用药的能力；③定点零售药店应具备24小时提供服务的能力。

118.【答案】ABCD

【解析】需要限制门诊就诊人员持处方外购的药品有麻醉药品、精神药品、医疗用毒性药品、儿科处方药品。其他药品不得限制。

119.【答案】BC

【解析】在完成召回后，应当对召回效果进行评价，向所在地省级药品监督管理部门提交药品召回总结报告。省级药品监督管理部门对报告进行审查，并对召回效果进行评价，必要时组织专家进行审查和评价。经过审查和评价，认为召回不彻底或者需要采取更为有效的措施的，药品监督管理部门应当要求药品生产企业重新召回或者扩大召回范围。

120.【答案】ABC

【解析】应当取消药师调剂资格的情形包括：药师未按照规定审核抗菌药物处方与用药医嘱，造成严重后果的，或者发现处方不适宜、超常处方等情况未进行干预且无正当理由的。

药事管理与法规试卷(3)答案与解析

一、最佳选择题(共40题,每题1分。每题的备选项中,只有1个最符合题意。)

1.【答案】A

【解析】①凡符合执业药师资格考试相应规定的香港、澳门、台湾居民,按照规定的程序和报名条件,可报名参加考试;②申请参加执业药师资格考试的人员必须是中华人民共和国公民和获准在我国境内就业的其他国籍人员;③执业范围为药品生产、药品经营、药品使用,机关、院校、科研单位、药品检验机构不予注册;④各省级药品监督管理部门开始受理已取得内地《执业药师资格证书》的香港、澳门永久性居民申请在内地执业注册的申请。申请执业注册时,除按《执业药师注册管理暂行办法》提交注册申请资料外,还须出具《台港澳人员就业证》、香港药剂师执照或澳门药剂师执照原件,并同时提交复印件,且执业单位应与《台港澳人员就业证》上所注明的用人单位相一致。

2.【答案】D

【解析】①执业药师必须遵守职业道德,忠于职守,以对药品质量负责、保证公众用药安全有效为基本准则;②执业药师必须严格执行《药品管理法》及国家有关药品研制、生产、经营、使用的各项法规及政策,对违反《药品管理法》及有关法规的行为或决定,有责任提出劝告、制止、拒绝执行并向上级报告;③执业药师在执业范围内负责对药品质量监督和管理,参与制定、实施药品质量监督和管理,参与制定、实施药品全面质量管理及对本单位违反规定的处理;④执业药师负责处方的审核及监督调配,提供用药咨询与信息,指导合理用药,开展治疗药物监测及药品疗效的评价等临床药学工作。

3.【答案】C

【解析】执业药师注册后如有下列情况之一的,应予以注销注册:

①死亡或被宣告失踪的;②受刑事处罚的;③被吊销《执业药师资格证书》的;④受开除行政处分的;⑤因健康或其他原因不能从事执业药师业务的;⑥无正当理由不在岗执业超过半年以上者;⑦注册许可有效期届满未延续的。

4.【答案】B

【解析】药品的质量特性包括:①有效性;②安全性;③稳定性;④均一性。

5.【答案】D

【解析】国家基本药物工作委员会的职能包括:①负责协调解决制定和实施国家基本药物制度过程中各个环节的相关政策问题;②确定国家基本药物制度框架;③确定国家基本药物目录遴选和调整的原则、范围、程序和工作方案;④审核国家基本药物目录。

6.【答案】B

【解析】药品成分的含量不符合国家药品标准的,为劣药。

7.【答案】D

【解析】城乡集市贸易市场可以出售中药材,国务院另有规定的除外。城乡集市贸易市场不得出售中药材以外的药品,但持有《药品经营许可证》的药品零售企业在规定的范围内可以在城乡集市贸易市场设点出售中药材以外的药品，批发企业不能从农村集贸市场购进没有实施批准文号管理的中药饮片。

8.【答案】A

【解析】①医疗机构制剂凭执业医师或者执业助理医师的处方在本单位内部使用，不得在市场上销售或者变相销售，不得发布医疗机构制剂广告；②医疗机构配制制剂，须经所在地省级人民政府卫生行政部门审核同意，由省级药品监督管理部门批准，验收合格的，发给《医疗机构制剂许可证》；③发生灾情、疫情、突发事件或者临床急需而市场没有供应时，在省内进行调剂由省级药品监督管理部门批准。

9.【答案】D

【解析】麻醉药品和精神药品定点批发企业除应当具备药品管理法第15条规定的药品经营企业的开办条件外，还应当具备下列条件：①有符合《麻醉药品和精神药品管理条例》规定的麻醉药品和精神药品储存条件；②有通过网络实施企业安全管理和向药品监督管理部门报告经营信息的能力；③单位及其工作人员2年内没有违反有关禁毒的法律、行政法规规定的行为；④符合国务院药品监督管理部门公布的定点批发企业布局。

10.【答案】D

【解析】①医疗机构供应和调配毒性药品，须凭执业医师签名的正式处方；②每次处方剂量不得超过2日极量；③调配处方时，必须认真负责，计量准确，按医嘱注明要求，并由配方人员及具有药师以上技术职称的复核人员签名盖章后方可发出。对处方未注明“生用”的毒性中药，应当付炮制品；④如发现处方有疑问时，须经原处方医生重新审定后再行调配。处方一次有效，取药后处方保存2年备查。

11.【答案】B

【解析】①具有高级专业技术职务任职资格的医师，可授予特殊使用级抗菌药物处方权；具有中级以上专业技术职务任职资格的医师，可授予限制使用级抗菌药物处方权；具有初级专业技术职务任职资格的医师，在乡、民族乡、镇、村的医疗机构独立从事一般执业活动的执业助理医师以及乡村医生，可授予非限制使用级抗菌药物处方权；②药师经培训并考核合格后，方可获得抗菌药物调剂资格；③特殊使用级抗菌药物不得在门诊使用，临床应用特殊使用级抗菌药物应当严格掌握用药指征，经抗菌药物管理工作组指定的专业技术人员会诊同意后，由具有相应处方权的医师开具处方；④因抢救生命垂危的患者等紧急情况，医师可以越级使用抗菌药物。越级使用抗菌药物应当详细记录用药指征，并应当于24小时内补办越级使用抗菌药物的必要手续。

12.【答案】C

【解析】根据《刑法》规定，实现刑事责任的方式是刑罚。刑罚分为主刑和附加刑。主刑包括管制、拘役、有期徒刑、无期徒刑和死刑，它们只能单独适用。附加刑有罚金、剥夺政治权利、没收财产，它们可以附加适用，也可以独立适用。

根据我国现行药品法律法规的规定，药品行政责任主要包括行政处罚和行政处分两种。

(1)行政处罚

指药品监督管理部门在职权范围内对违反药品法律法规但尚未构成犯罪的行政相对人所实施的行政制裁。行政处罚的种类主要有警告、罚款、没收非法财物、没收违法所得、责令停产停业、暂扣或吊销有关许可证等。

(2)行政处分

指由有管辖权的国家机关或企事业单位依据行政隶属关系对违法失职人员给予的一种行政制裁。其种类主要有警告、记过、记大过、降级、撤职、开除六种。

13.【答案】B

【解析】(1)混淆行为:①假冒他人的注册商标;②与知名商品相混淆;③擅自使用他人的企业名称或者姓名,引人误认为是他人的商品;④在商品上伪造或者冒用认证标志、名优标志等质量标志,伪造产地,对商品质量作引人误解的虚假表示。

(2)限制竞争行为:①公用企业或者其他依法具有独占地位的经营者的限制竞争行为;②政府及其所属部门滥用行政权力限制正当经营活动;③搭售商品或者附加其他不合理条件的行为;④招标投标中的串通行为。

(3)商业贿赂行为:①经营者不得采用财物或者其他手段进行贿赂以销售或者购买商品;②经营者销售或者购买商品,可以以明示方式给对方折扣,可以给中间人佣金。

(4)虚假宣传行为:经营者不得利用广告或者其他方法,对商品的质量、制作成分、性能、用途、生产者、有效期限、产地等作引人误解的虚假宣传。

(5)侵犯商业秘密:经营者不得以盗窃、利诱、胁迫或者其他不正当手段获取权利人的商业秘密。

(6)低价倾销行为:①经营者不得以排挤竞争对手为目的,以低于成本的价格销售商品;②有下列情形之一的,不属于不正当竞争行为:销售鲜活商品;处理有效期限即将到期的商品或者其他积压的商品;季节性降价;因清偿债务、转产、歇业降价销售商品。

(7)不得从事下列有奖销售:采用谎称有奖或者故意让内定人员中奖的欺骗方式进行有奖销售;利用有奖销售的手段推销质次价高的商品;抽奖式的有奖销售,最高奖的金额超过五千元。

(8)诋毁商誉行为:经营者不得捏造、散布虚伪事实,损害竞争对手的商业信誉、商品声誉。

14.【答案】D

【解析】经所在地设区的市级药品监督管理部门批准,实行统一进货、统一配送、统一管理的药品零售连锁企业可以从事第二类精神药品零售业务。

15.【答案】B

【解析】根据最高人民法院、最高人民检察院2014年11月3日发布的《关于办理危害药品安全刑事案件适用法律若干问题的解释》(法释[2014]14号)的规定,生产、销售劣药,具有下列情形之一的,应当认定为“对人体健康造成严重危害”:①造成轻伤或者重伤的;②造成轻度残疾或者中度残疾的;③造成器官组织损伤导致一般功能障碍或者严重功能障碍的;④其他对人体健康造成严重危害的情形。生产、销售劣药,致人死亡,或者具有下列情形之一的,应当认定为“后果特别严重”:①致人重度残疾的;②造成三人以上重伤、中度残疾或者器官组织损伤导致严重功能障碍的;③造成五人以上轻度残疾或者器官组织损伤导致一般功能障碍的;④造成十人以上轻伤的;⑤造成重大、特别重大突发公共卫生事件的。

16.【答案】D

【解析】食品药品投诉举报机构主要通过12331电话、网络、信件、走访4个渠道,受理食品、药品、保健食品、化妆品、医疗器械5类产品在研制、生产、流通、使用4个环节违法行为的投诉举报;全面履行受理、转办、跟踪、协调、汇总、分析、处理、反馈8项职能任务。12331投诉举报电话作为接收公众投诉举报的主渠道，目前在国家食品药品监督管理总局和各省（自治区、直辖市）食品药品监管部门已全部开通。

17.【答案】A

【解析】麻醉药品、精神药品、药品类易制毒化学品及其复方制剂、医疗用毒性药品、生物制品、多组分生化药品、中药注射剂和原料药不得委托生产。自2016年1月1日起，中药提取物不得委托加工。放射性药品的委托生产按照有关法律法规规定办理。地西泮片是第二类精神药品，清开灵注射液是中药注射剂，白蛋白注射液是生物制品。

18.【答案】C

【解析】药品生产企业应当设立专门机构并配备专职人员，药品经营企业和医疗机构应当设立或者指定机构并配备专（兼）职人员，承担本单位的药品不良反应报告和监测工作。此外，国家鼓励公民、法人和其他组织报告药品不良反应。

19.【答案】D

【解析】①可待因单方制剂属于麻醉药品；②因为可待因复方制剂不是特殊管理药品，所以公众在零售药店是可以购买到的。

20.【答案】C

【解析】质量管理负责人和生产管理负责人不得相互兼任。质量管理负责人和质量授权人可以兼任。应当制定操作规程，确保质量受权人独立履行职责，不受企业负责人和其他人员的干扰。

21.【答案】A

【解析】《药品管理法》第18条规定：药品经营企业购销药品，必须有真实完整的购销记录。购销记录必须注明药品的通用名称、剂型、规格、批号、有效期、生产厂商、购（销）货单位、购（销）货数量、购销价格、购（销）货日期及国务院药品监督管理部门规定的其他内容。

22.【答案】D

【解析】《药品管理法》第21条规定：城乡集市贸易市场可以出售中药材，国务院另有规定的除外。城乡集市贸易市场不得出售中药材以外的药品，但持有《药品经营许可证》的药品零售企业在规定的范围内可以在城乡集市贸易市场设点出售中药材以外的药品。具体办法由国务院规定。

23.【答案】C

【解析】首次购药，供货单位原印章的证明文件的复印件的保存期不得少于5年。

24.【答案】C

【解析】①经注册的执业医师在执业地点取得相应的处方权。医师应当在注册的医疗机构签名留样或专用印章备案后，方可开具处方；②医师取得麻醉药品和精神药品处方权后，方可在本机构开具处方，但不得为自己开具该类药品处方。

25.【答案】B

【解析】①普通处方、急诊处方、儿科处方保存期限为1年；②医疗用毒性药品、第二类精神药品处方保存期限为2年；③麻醉药品、第一类精神药品处方保存期限为3年。

26.【答案】D

【解析】制剂配发记录包括：制剂名称；批号；规格；数量；领用部门。

27.【答案】D

【解析】基层医疗卫生机构只能选用基本药物(包括各省区市增补品种)目录中的抗菌药物品种。

28.【答案】D

【解析】①非处方药专有标识图案分为红色和绿色;②红色专有标识用于甲类非处方药;③绿色专有标识用于乙类非处方药和企业指南性标志。

29.【答案】C

【解析】目前,按照简政放权的精神,国务院决定取消两定资格审查。2015 年底前,各地要按照《国务院关于第一批取消 62 项中央指定地方实施行政审批事项的决定》要求,全面取消社会保险行政部门实施的两定资格审查项目。各统筹地区要在认真总结经验的基础上,完善经办机构与医药机构的协议管理,提高管理服务水平和基金使用效率,更好地满足参保人员的基本医疗需求。

30.【答案】D

【解析】GMP 证书有效期一般为 5 年。生产企业在 GMP 证书有效期满前 6 个月,按照规定重新申请 GMP 认证。

31.【答案】C

【解析】三级保护野生药材物种是指资源严重减少的主要常用野生药材物种。

32.【答案】B

【解析】有下列情形之一的药品,按假药论处:

①国务院药品监督管理部门规定禁止使用的;②依照本法必须批准而未经批准生产、进口,或者依照本法必须检验而未经检验即销售的;③变质的;④被污染的;⑤使用依照本法必须取得批准文号而未取得批准文号的原料药生产的;⑥所标明的适应证或者功能主治超出规定范围的。

33.【答案】A

【解析】医疗机构抢救病人急需麻醉药品和第一类精神药品而本医疗机构无法提供时,可以从其他医疗机构或者定点批发企业紧急借用;抢救工作结束后,应当及时将借用情况报所在地设区的市级药监部门和卫生部门备案。

34.【答案】D

【解析】药品说明书内容:①药品说明书应当列出全部活性成分或者组方中的全部中药药味;②注射剂和非处方药还应当列出所用的全部辅料名称;③药品处方中含有可能引起严重不良反应的成分或者辅料的,应当予以说明;④药品说明书和标签中禁止使用未经注册的商标和未经国药监部门批准的药品名称。

35.【答案】B

【解析】原料药标签包括:①药品名称;②生产日期;③产品批号;④有效期;⑤生产企业;⑥贮藏;⑦批准文号;⑧包装数量;⑨运输注意事项;⑩执行标准。

36.【答案】C

【解析】药品广告应当宣传和引导合理用药,不得直接或者间接怂恿任意、过量地购买和使用药品,不得含有以下内容:①含有免费治疗、免费赠送、有奖销售、以药品作为礼品或者奖品等促销药品内容的;②含有“无效退款”、“保险公司保险”等保证内容的。

37.【答案】D

【解析】生产者与消费者的追偿责任:①消费者或者其他受害人因商品缺陷造成人身、财产损害的,可以向销售者要求赔偿,也可以向生产者要求赔偿;②属于生产者责任的,销售者赔偿后,有权向生产者追偿。属于销售者责任的,生产者赔偿后,有权向销售者追偿。

38.【答案】D

【解析】按假药论处的情形:①国药监部门规定禁止使用的;②必须批准而未经批准生产、进口,或者依照本法必须检验而未经检验即销售的;③变质的;④被污染的;⑤使用必须取得批准文号而未取得批准文号的原料药生产的;⑥所标明的适应证或者功能主治超出规定范围的。

39.【答案】D

【解析】有下列情形之一的药品,按劣药论处:①未标明有效期或者更改有效期的;②不注明或者更改生产批号的;③超过有效期的;④直接接触药品的包装材料和容器未经批准的;⑤擅自添加着色剂、防腐剂、香料、矫味剂及辅料的; ⑥其他不符合药品标准规定的。

40.【答案】C

【解析】保健食品批准证书有效期为5年。

二、配伍选择题(共50题,每题1分。备选答案在前,试题在后。每组题均对应同一组备选答案,每题只有一个正确答案。每个备选答案可重复选用,也可不选用。)

[41-43]

【答案】41. B、42. A、43. D

【解析】①人力资源和社会保障部制定并发布《国家基本医疗保险、工伤保险和生育保险药品目录》;②国家卫生和计划生育委员会负责组织制定国家药物政策和国家基本药物制度;③商务部负责研究制定药品流通行业发展规划。

[44-46]

【答案】44. C、45. D、46. D

【解析】《执业药师资格制度暂行规定》第16条规定,执业药师注册有效期为三年,有效期满前三个月,持证者须到注册机构办理再次注册手续。再次注册者,除须符合第十三条的规定外,还须有参加继续教育的证明。

执业药师欲变更执业地区、执业单位、执业范围应及时办理变更注册手续。

[47-48]

【答案】47. A、48. D

【解析】《基药办法》规定,下列药物不纳入国家基本药物目录遴选的范围:①含有国家濒危野生动植物药材的;②主要用于滋补保健作用,易滥用的;③非临床治疗首选的;④因严重不良反应,国食药监部门明确规定暂停生产、销售或使用的;⑤违背国家法律、法规,或不符合伦理要求的。

《基药办法》规定,有下列情形之一的品种,应当从国家基本药物目录中调出:①药品标准被取消的;②国食药监部门撤销其药品批准证明文件的;③发生严重不良反应的;④根据药物经济学评价,可被风险效益比或成本效益比更优的品种所替代的。

[49-50]

【答案】49. D、50. B

【解析】中药保护品种的等级划分对受保护的中药品种分为一级和二级进行管理。中药一级保护品种的保护期限分别为30年、20年、10年，中药二级保护品种的保护期限为7年。

[51－53]

【答案】51. A、52. C、53. B

【解析】①从事麻醉药品和第一类精神药品批发业务的全国性批发企业需要国家药品监督管理部门审批；②从事麻醉药品和第一类精神药品批发业务的区域性批发企业由省级药品监督管理部门审批；③医疗机构需要取得麻醉药品和第一类精神药品购用印鉴卡，只要由所在地设区的市级卫生主管部门批准即可。

[54－57]

【答案】54. C、55. D、56. D、57. D

【解析】①经批准具备一定条件的药品零售连锁企业可以经营的药品是第二类精神药品；②申请经营活动时应当具有冷藏设施设备和运输工具的药品是第一类疫苗；③医疗卫生机构在分发时不得收取费用的是第一类疫苗；④药品生产企业销售前应当按规定在指定药品检验机构检验的是第一类疫苗。

[58－59]

【答案】58. D、59. A

【解析】①非临床治疗首选的药品不得纳入国家基本药物目录遴选范围；②发生严重不良反应的药品应当从国家基本药物目录中调出。

[60－63]

【答案】60. D、61. D、62. B、63. C

【解析】①为门诊患者开具的第二类精神药品，一般每张处方不得超过7日常用量；②为门诊患者开具的第一类精神药品控缓释制剂，每张处方不得超过7日常用量；③为门诊中度慢性疼痛患者开具的麻醉药品注射剂，每张处方不得超过3日常用量；④为门诊重度慢性疼痛患者开具的麻醉药品控缓释制剂，每张处方不得超过15日常用量。

[64－66]

【答案】64. D、65. D、66. C

【解析】①进口药品自首次获准进口之日起5年内和新药监测期内的国产药品应报告该药品的所有不良反应；②不属于新药监测期的其他国产药品应当报告该药品新的和严重的药品不良反应。

[67－69]

【答案】67. D、68. A、69. C

【解析】在人工作业的库房储存药品按质量状态实行色标管理，合格药品为绿色，不合格药品为红色，待确定药品为黄色。

[70－73]

【答案】70. B、71. A、72. B、73. D

【解析】①药品批发企业对实施批签发管理的生物制品验收时，可不开箱检查；②药品批发企业对同一批号的药品验收时，应当至少检查一个最小包装；③药品批发企业对外包装及封签完整的原料药验收时，可不开箱检查；④药品批发企业对生产企业有特殊质量控制要求的药品验收时，可不打开最小包装。

[74－75]

【答案】74. D、75. B

【解析】①药品经营企业对第二类精神药品专用账册的保存期限为自药品有效期期满之日起不少于5年;②运输麻醉药品和第一类精神药品的运输证明的有效期为1年。

[76－77]

【答案】76. D、77. A

【解析】①麻醉药品:可卡因、罂粟浓缩物(包括罂粟果提取物、罂粟果提取物粉)、二氢埃托啡、地芬诺酯、芬太尼、氢可酮、氢吗啡酮、美沙酮、吗啡(包括吗啡阿托品注射液)、阿片(包括复方樟脑酊、阿桔片)、羟考酮、哌替啶、瑞芬太尼、舒芬太尼、蒂巴因、可待因、右丙氧芬、双氢可待因、乙基吗啡、福尔可定、布桂嗪、罂粟壳。②第一类精神药品:哌醋甲酯、司可巴比妥、丁丙诺啡、γ－羟丁酸、氯胺酮、马吲哚、三唑仑。③第二类精神药品:异戊巴比妥、格鲁米特、喷他佐辛、戊巴比妥、阿普唑仑、巴比妥、氯氮䓬、氯硝西泮、地西泮、艾司唑仑、氟西泮、劳拉西泮、甲丙氨酯、咪达唑仑、硝西泮、奥沙西泮、匹莫林、苯巴比妥、唑吡坦、丁丙诺啡透皮贴剂、布托啡诺及其注射剂、咖啡因、安钠咖、地佐辛及其注射剂、麦角胺咖啡因片、氨酚氢可酮片、曲马多、扎来普隆和佐匹克隆。

[78－81]

【答案】78. C、79. D、80. A、81. B

【解析】①了解药品不能应用的人群或者疾病情况,可在【禁忌】项下查阅;②了解超剂量应用可能发生的毒性反应及处理方法,可在【药物过量】项下查阅;③了解用药疗程或者规定用药期限,可在【用法用量】项下查阅;④了解合并用药的注意事项,可在【药物相互作用】项下查阅。

[82－85]

【答案】82. C、83. B、84. A、85. D

【解析】①口服泡腾片不纳入医保用药范围;②省级主管部门可以调整乙类药品目录;③省级主管部门不可以调整甲类药品目录;④中药饮片在医保目录中列出的品种,医保基金不予支付。

[86－88]

【答案】86. C、87. A、88. B

【解析】①药品生产企业在企业所在地发布药品广告,需要由发布地省级药品监督管理部门审查;②药品生产企业取得药品广告批准文号之后,在异地发布药品广告时,需要在发布地省级药品监督管理部门备案;③在指定的医学专业杂志上仅宣传处方药名称(含通用名和商品名)时,无需经过药品广告审查机关审查。

[89－90]

【答案】89. A、90. C

【解析】①戒毒药品信息不得在提供互联网药品信息服务的网站上发布;②药品广告可以在提供互联网药品信息服务的网站上发布,但其内容应经药品监督管理部门审查批准。

三、综合分析选择题(共20题,每题1分。题干分为若干组,每组题目基于同一个临床情景、病例、实例或者案例的背景信息逐题展开。每题的备选项中,只有一个最佳答案。)

[91－94]

91.【答案】B

【解析】从经营范围可以看出,甲药品企业的经营范围没有中成药,所以乙不能从甲处购买中成药。

92.【答案】B

【解析】乙药品经营企业经营方式为药品零售(连锁),因此不得经营麻醉药品、第一类精神药品和疫苗,因此即使通过增加经营范围也只能选择经营医疗用毒性药品。

93.【答案】C

【解析】医疗机构制剂不得在市场上经营、销售。

94.【答案】B

【解析】乙药品经营企业为零售连锁企业,其经营范围为中药材、中药饮片、中成药、化学药制剂、抗生素制剂、生化药品、生物制品,故 ACD 均不能经营,但是含麻黄碱类复方制剂不是特殊药品,仅仅属于含有特殊药品的复方制剂,故可以经营。

[95-97]

95.【答案】A

【解析】混淆行为是指经营者在经营活动中采取不实手段对自己的商品或者服务做虚假表示、说明或者承诺,包括:①假冒他人的注册商标;②与知名商品相混淆;③擅自使用他人的企业名称或者姓名,引人误认为是他人的商品;④在商品上伪造或者冒用认证标志、名优标志等质量标志,伪造产地,对商品质量作引人误解的虚假表示。

96.【答案】A

【解析】①药品可以申请注册商标;②药品说明书和标签中可以印制注册商标,但禁止使用未经注册的商标;③药品标签使用注册商标的,应当印刷在药品标签的边角,含文字的注册商标,其字体以单字面积计不得大于通用名称所用字体的四分之一。

97.【答案】A

【解析】①篡改经批准的药品广告内容进行虚假宣传的,由药品监督管理部门责令立即停止该药品广告的发布,撤销该品种药品广告批准文号,1 年内不受理该品种的广告审批申请。

②对提供虚假材料申请药品广告审批,被药品广告审查机关在受理审查中发现的,1 年内不受理该企业该品种的广告审批申请。

③对提供虚假材料申请药品广告审批,取得药品广告批准文号的,药品广告审查机关在发现后应当撤销该药品广告批准文号,并 3 年内不受理该企业该品种的广告审批申请。

[98-101]

98.【答案】D

【解析】有下列情形之一的,为假药:①药品所含成分与国家药品标准规定的成分不符的;②以非药品冒充药品或者以他种药品冒充此种药品的。有下列情形之一的药品,按假药论处:①国务院药品监督管理部门规定禁止使用的;②依照本法必须批准而未经批准生产、进口,或者依照本法必须检验而未经检验即销售的;③变质的;④被污染的;⑤使用依照本法必须取得批准文号而未取得批准文号的原料药生产的;⑥所标明的适应证或者功能主治超出规定范围的。

99.【答案】D

【解析】多加矫味剂生产儿童退热药属于擅自添加着色剂、防腐剂、香料、矫味剂及辅料的,属于按照劣药论处。生产、销售劣药,有下列行为之一的,在处罚幅度内从重处罚:①生产、销售以孕产妇、婴幼儿及儿童为主要使用对象的劣药的;②生产、销售的生物制品、血液制品属于劣药的;③生产、销售劣药,造成人员伤害后果的;④生产、销售劣药,经处理后重犯的;⑤拒绝、逃避监督检查,或者伪造、销毁、隐匿有关证据材料的,或者擅自动用查封、扣押物品的。

100.【答案】D

【解析】生产、销售假药,具有下列情形之一的,应当认定为有“其他严重情节”:①造成较大突发公共卫生事件的;②生产、销售金额二十万元以上不满五十万元的;③生产、销售金额十万元以上不满二十万元,并具有本解释第一条规定的应当酌情从重处罚情形之一的;④根据生产、销售的时间、数量、假药种类等,应当认定为情节严重的。

101.【答案】B

【解析】其直接责任人员在10年内不得从事药品生产活动。

[102-103]

102.【答案】D

【解析】我国药品管理法中的药品特指人用药品,不包括兽药和农药。

103.【答案】A

【解析】甲兽药店经营人用药品,应以无证经营药品论处,应当由当地药品监督管理部门查处。

[104-105]

104.【答案】B

【解析】仓库(常温库)的相对湿度范围为35%~75%,故3月2日超过了规定的要求,3月3日没有超过规定的要求。

105.【答案】C

【解析】经营疫苗的应当配备两个以上独立冷库。

[106-107]

106.【答案】A

【解析】向个人消费者提供互联网药品交易服务的企业,应当是依法设立的药品零售连锁企业。

107.【答案】A

【解析】必须具有执业药师负责网上实时咨询,并有保存完整咨询内容的设施、设备及相关管理制度。

[108-110]

108.【答案】B

【解析】行政处罚的一般追诉时效为2年,2年内未被发现的不予处罚。张某在2年内被发现,应当予以处罚。

109.【答案】C

【解析】行政机关作出责令停产停业、吊销许可证或者执照、较大数额罚款等行政处罚决定之前,应当告知当事人有要求举行听证的权利;当事人要求听证的,行政机关应当组织听证。

110.【答案】D

【解析】公民、法人或者其他组织直接向人民法院提起诉讼的，应当自知道或者应当知道作出行政行为之日起六个月内提出。法律另有规定的除外。

四、多项选择题（共 10 题，每题 1 分。每题的备选项中有 2 个或 2 个以上正确答案。少选、错选、多选均不得分。）

111.【答案】ABCD

【解析】根据《执业药师资格制度暂行规定》第 13 条，申请注册者，必须同时具备下列条件：①取得《执业药师资格证书》；②遵纪守法，遵守药师职业道德；③身体健康，能坚持在执业药师岗位工作；④经所在单位考核同意。

112.【答案】BCD

【解析】①盐酸二氢埃托啡处方为一次常用量，仅限于二级以上医院内使用；②盐酸哌替啶处方为一次常用量，仅限于医疗机构内使用；③急诊处方一般不超过 3 日用量；④门诊处方一般不得超过 7 日用量。

113.【答案】ACD

【解析】某药品生产企业回收玻璃瓶重新灌装大输液，应按劣药论处，药品监督管理部门没收这些玻璃瓶，责令其停止使用。

114.【答案】BC

【解析】根据《中华人民共和国药品管理法实施条例》，私人诊所不得配备常用药品和急救药品以外的药品。

115.【答案】ABCD

【解析】上述选项均正确。

116.【答案】ABC

【解析】中级人民法院管辖第一审行政案件：①对国务院部门或者县级以上地方人民政府所作的行政行为提起诉讼的案件；②海关处理的案件；③本辖区内重大、复杂的案件。

117.【答案】CD

【解析】零售药店的处方药必须凭执业医师或执业助理医师处方销售、购买和使用，不得采用开架自选销售的方式。非处方药可以开架自选销售。

118.【答案】ACD

【解析】召回计划的主要内容包括：①药品生产销售情况及拟召回的数量；②召回措施的具体内容（包括实施的组织、召回的范围和时限等）；③召回信息的公布途径与范围；④召回的预期效果；⑤药品召回后的处理措施；⑥联系人的姓名及联系方式。

119.【答案】ACD

【解析】经营者不得以格式条款、通知、声明、店堂告示等方式，作出排除或者限制消费者权利、减轻或者免除经营者责任、加重消费者责任等对消费者不公平、不合理的规定，不得利用格式条款并借助技术手段强制交易。

120.【答案】BCD

【解析】《互联网药品信息服务管理办法》规定：

①提供互联网药品信息服务的网站所登载的药品信息必须科学、准确，必须符合国家法律、法规和国家有关药品、医疗器械管理的相关规定；②提供互联网药品信息服务的网站不得发布麻醉药品、精神药品、医疗用毒性药品、放射性药品、戒毒药品和医疗机构制剂的产品

信息;③提供互联网药品信息服务的网站发布的药品（含医疗器械)广告,必须经过食品药品监督管理部门审查批准;④提供互联网药品信息服务的网站发布的药品(含医疗器械)广告要注明广告审查批准文号。

药事管理与法规试卷(4)答案与解析

一、最佳选择题(共40题,每题1分。每题的备选项中,只有1个最符合题意。)

1.【答案】A

【解析】①《执业药师资格制度暂行规定》第16条规定,执业药师注册证有效期为3年,有效期满前3个月,持证者须到注册机构办理再次注册手续。再次注册者,除须符合第十三条的规定外,还须有参加继续教育的证明;②执业药师变更执业地区、执业单位、执业范围应及时办理变更注册手续。

2.【答案】C

【解析】依法执业,质量第一:执业药师应当遵守药品管理法律、法规,恪守职业道德,依法独立执业,确保药品质量和药学服务质量,科学指导用药,保证公众用药安全、有效、经济、适当。

3.【答案】D

【解析】对药品生产企业生产的新药品种设立的监测期不超过5年,进口药品为5年。监测期内需要报告所有的药品不良反应。

4.【答案】A

【解析】中药饮片包装必须印有或者贴有标签。药品的最小包装必须附有药品说明书。

5.【答案】D

【解析】市级卫生行政部门审核并发给医疗机构《麻醉药品、第一类精神药品购用印鉴卡》。《麻醉药品、第一类精神药品购用印鉴卡》有效期为3年。

6.【答案】D

【解析】(1)符合下列条件之一的中药品种,可以申请一级保护:①对特定疾病有特殊疗效的;②相当于国家一级保护野生药材物种的人工制成品;③用于预防和治疗特殊疾病的。

(2)符合下列条件之一的中药品种,可以申请二级保护:①符合上述一级保护的品种或者已经解除一级保护的品种;②对特定疾病有显著疗效的;③从天然药物中提取的有效物质及特殊制剂。

7.【答案】A

【解析】药品生产企业(包括进口药品的境外制药厂商)、经营企业和医疗机构是我国药品不良反应报告制度的法定报告主体,应当建立药品不良反应报告和监测管理制度。

8.【答案】D

【解析】绿色专有标识用于乙类非处方药,红色专有标识用于甲类非处方药。

9.【答案】D

【解析】执业药师注册管理机构为国家食品药品监督管理总局。执业药师注册机构为省、自治区、直辖市(食品)药品监督管理局。

10.【答案】D

【解析】国家基本药物工作委员会办公室设在国家卫生与计划生育委员会。

11.【答案】D

【解析】行政强制措施的种类包括:①限制公民人身自由;②查封场所、设施或者财物;③扣押财物;④冻结存款、汇款等。

12.【答案】C

【解析】对县级以上各级人民政府工作部门具体行政行为不服的,由申请人选择,可以向该部门的本级人民政府申请行政复议,也可以向上一级主管部门申请行政复议。

13.【答案】B

【解析】行政复议机关收到行政复议申请后,应在 5 日内进行审查,对不符合规定的,决定不予受理,并书面告知申请人;对符合规定,但是不属于本机关受理的行政复议申请,应当告知申请人向有关行政复议机关提出。

14.【答案】C

【解析】档案的保存时间为药物上市后至少 5 年,易变质的标本等的保存期应以能够进行质量评价为时限。

15.【答案】B

【解析】国家药品不良反应监测专业机构的主要任务包括:承担全国药品不良反应资料的收集、管理、上报工作;承办国家药品不良反应信息资料库和监测网络的建设及维护工作;负责组织药品不良反应教育培训。

16.【答案】B

【解析】①进口药品和国产药品在境外发生的严重药品不良反应,药品生产企业应当填写《境外发生的药品不良反应/事件报告表》,自获知之日起 30 日内报送国家药品不良反应监测中心。国家药品不良反应监测中心要求提供原始报表及相关信息的,药品生产企业应当在 5 日内提交。②进口药品和国产药品在境外因药品不良反应被暂停销售、使用或者撤市的,药品生产企业应当在获知后 24 小时内书面报国家食品药品监督管理部门和国家药品不良反应监测中心。

17.【答案】A

【解析】药品生产企业(包括进口药品的境外制药厂商)、经营企业和医疗机构是我国药品不良反应报告制度的法定报告主体,应当建立药品不良反应报告和监测管理制度。

①药品生产企业应当设立专门机构并配备专职人员,承担本单位的药品不良反应报告和监测工作。

②药品经营企业、医疗机构应当设立或者指定机构并配备专(兼)职人员,承担本单位的药品不良反应报告和监测工作。

③国家鼓励公民、法人和其他组织报告药品不良反应。

18.【答案】D

【解析】根据药品不良反应与药理作用的关系可将药品不良反应分为 A 型、B 型、C 型药品不良反应三类。

①A 型不良反应是由于药物的药理作用增强所致,常与剂量有关,多数可预测,停药或减量后症状很快减轻或消失,发生率较高而死亡率较低。通常表现为副作用、毒性反应、过度作用、继发反应、首剂效应、后遗效应、停药综合征等。

②B 型不良反应与药物正常药理作用无关,与用药剂量无关,一般很难预测,常规毒理学筛查不能发现,发生率较低而死亡率高。通常表现为特异体质反应(又称特异质反应)、变态

反应(又称药物过敏反应)等。

③C 型不良反应发病机制尚不清楚,多发生在长期用药后,潜伏期长,没有明确的时间关系,难以预测。通常与致癌、致畸以及长期用药后致心血管疾病、纤溶系统变化等有关。

19.【答案】A

【解析】开办药品零售企业,应当符合当地常住人口数量、地域、交通状况和实际需要的要求,符合方便群众购药的原则。此外,还应当满足以下条件:

①具有保证所经营药品质量的规章制度;②具有依法经过资格认定的药学技术人员;经营处方药、甲类非处方药的药品零售企业,必须配有执业药师或者其他依法经过资格认定的药学技术人员;质量负责人应有 1 年以上(含 1 年)药品经营质量管理工作经验;③具有与所经营药品相适应的营业场所、设备、仓储设施以及卫生环境;在超市等其他商业企业内设立零售药店的,必须具有独立的区域;④具有能够配备满足当地消费者所需药品的能力,并能保证 24 小时供应。

20.【答案】C

【解析】健康检查的周期是每年。

21.【答案】A

【解析】GSP 中药品零售企业各类人员的资质要求,见下表。

人员	资质要求
企业法定代表人或者企业负责人	执业药师资格;企业应当按照国家有关规定配备执业药师,负责处方审核,指导合理用药
质量管理、验收、采购人员	药学或者医学、生物、化学等相关专业学历或者具有药学专业技术职称
中药饮片质量管理、验收、采购人员	中药学中专以上学历或者具有中药学专业初级以上专业技术职称
营业员	高中以上文化程度或者符合省级药品监督管理部门规定的条件
中药饮片调剂人员	中药学中专以上学历或者具备中药调剂员资格

22.【答案】D

【解析】根据《药品经营质量管理规范》,购销记录保存至少 5 年。

23.【答案】D

【解析】药品生产、经营企业的禁止性经营活动:①药品生产、经营企业不得在经药品监督管理部门核准的地址以外的场所储存或者现货销售药品;②药品生产企业只能销售本企业生产的药品,不得销售本企业受委托生产的或者他人生产的药品;③药品生产、经营企业知道或者应当知道他人从事无证生产、经营药品行为的,不得为其提供药品;④药品生产、经营企业不得为他人以本企业的名义经营药品提供场所,或者资质证明文件,或者票据等便利条件;⑤药品生产、经营企业不得以展示会、博览会、交易会、订货会、产品宣传会等方式现货销售药品;⑥药品经营企业不得购进和销售医疗机构配制的制剂;⑦未经药品监督管理部门审核同意,药品经营企业不得改变经营方式,应当按照许可的经营范围经营药品;⑧药品生产、经营企业不得以搭售、买药品赠药品、买商品赠药品等方式向公众赠送处方药或者甲类非处方药;⑨药品生产、经营企业不得采用邮售、互联网交易等方式直接向公众销售处方药;⑩禁止非法收购药品。

24.【答案】B

【解析】通过自身网站与本企业成员之外的其他企业进行互联网药品交易的药品生产企业和药品批发企业只能交易本企业生产或者本企业经营的药品，不得利用自身网站提供其他互联网药品交易服务。

25.【答案】D

【解析】2015 年底前，各地要按照《国务院关于第一批取消 62 项中央指定地方实施行政审批事项的决定》（国发[2015]57 号）文件要求，全面取消社会保险行政部门实施的两定资格审查项目。各统筹地区要在认真总结经验的基础上，完善经办机构与医药机构的协议管理，提高管理服务水平和基金使用效率，更好地满足参保人员的基本医疗需求。

26.【答案】B

【解析】广告监督管理机关是县级以上工商行政管理部门。

27.【答案】D

【解析】药品广告中必须标明的内容不包括药品生产批号。

28.【答案】D

【解析】互联网药品信息服务分为经营性与非经营两类。

29.【答案】D

【解析】消费者在购买、使用商品和接受服务时，享有人身、财产安全不受损害的权利。

30.【答案】D

【解析】药品监督管理部门批准开办药品生产企业，除符合条件外，还应当符合国家制定的药品行业发展规划和产业政策，防止重复建设。

开办药品生产企业，必须具备的条件包括：

①具有依法经过资格认定的药学技术人员、工程技术人员及相应的技术工人；②具有与其药品生产相适应的厂房、设施和卫生环境；③具有能对所生产药品进行质量管理和质量检验的机构、人员以及必要的仪器设备；④具有保证药品质量的规章制度。

31.【答案】C

【解析】药品拆零销售应当符合以下要求：负责拆零销售的人员经过专门培训；拆零的工作台及工具保持清洁、卫生，防止交叉污染；做好拆零销售记录，内容包括拆零起始日期、药品的通用名称、规格、批号、生产厂商、有效期、销售数量、销售日期、分拆及复核人员等；拆零销售应当使用洁净、卫生的包装，包装上注明药品名称、规格、数量、用法、用量、批号、有效期以及药店名称等内容；提供药品说明书原件或者复印件；拆零销售期间，保留原包装和说明书。

32.【答案】D

【解析】①对行政机关作出的警告、罚款、没收违法所得、没收非法财物、责令停产停业、暂扣或吊销许可证、暂扣或吊销执照、行政拘留等行政处罚不服的；②对行政机关作出的限制人身自由或者对财产的查封、扣押、冻结等行政行为不服的；③对行政机关作出的有关许可证、执照、资质、资格等证书变更、终止、撤销的决定不服的；④对行政机关作出的关于确认土地、矿藏、水流、森林、山岭、草原、荒地、滩涂、海域等自然资源的所有权或者使用权的决定不服的；⑤认为行政机关侵犯合法的经营自主权的；⑥认为行政机关变更或者废止农村承包合同，侵犯其合法权益的；⑦认为行政机关违法集资、征收财物、摊派费用或者违法要求履行其他义务的；⑧认为符合法定条件申请行政机关颁发许可证、执照、资质证、资格证等证书，或者申请行政机关审批、登记有关事项,行政机关没有依法办理的;⑨申请行政机关履行保护人身权利、财产权利或者受教育权利的法定职责,行政机关没有依法履行的;⑩申请行政机关依法发放抚恤金、社会保险金或者最低生活保障费,行政机关没有依法发放的。

33.【答案】B

【解析】已经审查批准的药品广告在广播电台发布时,可不播出药品广告批准文号。

34.【答案】B

【解析】生产企业执行的药品注册标准一般不得低于《中国药典》的规定。

35.【答案】B

【解析】属于兴奋剂目录所列的品种,并且药品零售企业可以经营的是利尿剂。

36.【答案】A

【解析】医疗用毒性药品的品种分为两大类:①中药品种共 27 种:砒石(红砒、白砒)、砒霜、水银、生马钱子、生川乌、生草乌、生白附子、生附子、生半夏、生南星、生巴豆、斑蝥、青娘虫、红娘子、生甘遂、生狼毒、生藤黄、生千金子、生天仙子、闹羊花、雪上一枝蒿、白降丹、蟾酥、洋金花、红粉、轻粉、雄黄;②西药品种共 13 种:去乙酰毛花苷丙、阿托品、洋地黄毒苷、氢溴酸后马托品、三氧化二砷、毛果芸香碱、升汞、水杨酸毒扁豆碱、氢溴酸东莨菪碱、亚砷酸钾、士的宁、亚砷酸注射液、A 型肉毒毒素及其制剂。哌替啶属于麻醉药品。

37.【答案】B

【解析】"甲类目录"由国家统一制定,各地不得调整。"乙类目录"由国家制定,各省、自治区、直辖市可根据当地经济水平、医疗需求和用药习惯,适当进行调整,增加和减少的品种数之和不得超过国家制定的"乙类目录"药品总数的 15%。各省、自治区、直辖市对本省(自治区、直辖市)《药品目录》"乙类目录"中易滥用、毒副作用大的药品,可按临床适应证和医院级别分别予以限定。

38.【答案】A

【解析】药品经营企业、使用单位发现其经营、使用的药品存在安全隐患的,应当立即停止销售或者使用该药品,通知药品生产企业或者供货商,并向药品监督管理部门报告。药品经营企业和使用单位应当建立和保存完整的购销记录,保证销售药品的可溯源性。

39.【答案】B

【解析】①医疗机构供应和调配毒性药品,须凭执业医师签名的正式处方。具有毒性药品经营资格的零售药店,供应和调配毒性药品时,须凭盖有执业医师所在医疗机构公章的正式处方。每次处方剂量不得超过二日极量;②对处方未注明生用的毒性中药,应当付炮制品。

40.【答案】A

【解析】将单位剂量麻黄碱类药物含量大于 30mg(不含 30mg)的含麻黄碱类复方制剂,列入必须凭处方销售的处方药管理。医疗机构应当严格按照《处方管理办法》开具处方。药品零售企业必须凭执业医师开具的处方销售上述药品。

二、配伍选择题(共 50 题,每题 1 分。备选答案在前,试题在后。每组题均对应同一组备选答案,每题只有一个正确答案。每个备选答案可重复选用,也可不选用。)

[41 – 42]

【答案】41. C、42. B

【解析】①一级保护药材名称:虎骨、豹骨、羚羊角、梅花鹿茸。

②二级保护药材名称：马鹿茸、麝香、熊胆、穿山甲、蟾酥、哈蟆油、金钱白花蛇、乌梢蛇、蕲蛇、蛤蚧、甘草、黄连、人参、杜仲、厚朴、黄柏、血竭。

③三级保护药材名称：川贝母、伊贝母、刺五加、黄芩、天冬、猪苓、龙胆、防风、远志、胡黄连、肉苁蓉、秦艽、细辛、紫草、五味子、蔓荆子、诃子、山茱萸、石斛、阿魏、连翘、羌活。

[43-44]

【答案】43. B、44. A

【解析】药品的生产企业、经营企业由工商行政管理部门负责处罚；医疗机构的负责人、药品采购人员、医师等有关人员由卫生行政部门负责处罚。

[45-48]

【答案】45. A、46. D、47. D、48. B

【解析】审核同意医疗机构配制制剂的部门是省级卫生行政部门；批准并发给《医疗机构制剂许可证》和《药品经营许可证》的部门是省级药品监督管理部门；制定医疗保险定点医疗机构常用药品价格公布办法的部门是国务院卫生行政部门。

[49-51]

【答案】49. A、50. B、51. C

【解析】凡是带"法"字的，均为法律；凡是带"条例"的，大多数为行政法规；凡是带"办法、规范"的，大多数为部门规章。

[52-53]

【答案】52. A、53. B

【解析】行政复议指相对人申请→上级行政机关对下级行政机关→具体行政行为的合法性、合理性进行审查（"民"告"官"找"上级"）。

行政诉讼指相对人申请→法院对行政机关→行政行为的合法性进行审查（"民"告"官"找"法院"）。

[54-56]

【答案】54. A、55. D、56. C

【解析】国药准字 H(Z、S、J) +4 位年号 +4 位顺序号，其中 H 代表化学药品、Z 代表中药、S 代表生物制品、J 代表进口药品分包装。

[57-58]

【答案】57. A、58. C

【解析】对使用该药品可能引起严重健康危害的实施一级召回。使用该药品一般不会引起健康危害，但由于其他原因需要收回的实施三级召回。

[59-60]

【答案】59. A、60. C

【解析】《药品经营许可证》的许可事项变更是指经营方式、经营范围、注册地址、仓库地址（包括增减仓库）、企业法定代表人或负责人以及质量负责人的变更，应按照规定办理变更登记手续。但是企业分立、合并、改变经营方式、跨原管辖地迁移，必须按照规定重新办理《药品经营许可证》。

[61-63]

【答案】61. B、62. D、63. A

【解析】临床试验分为Ⅰ、Ⅱ、Ⅲ、Ⅳ期,目的和主要内容如下:①Ⅰ期临床试验是初步的临床药理学及人体安全性评价试验。观察人体对于新药的耐受程度和药代动力学,为制定给药方案提供依据。病例数为20~30例。②Ⅱ期临床试验是治疗作用初步评价阶段。其目的是初步评价药物对目标适应证患者的治疗作用和安全性,也包括为Ⅲ期临床试验研究设计和给药剂量方案的确定提供依据。病例数应不少于100例。③Ⅲ期临床试验是治疗作用确证阶段。其目的是进一步验证药物对目标适应证患者的治疗作用和安全性,评价利益与风险关系,最终为药物注册申请的审查提供充分依据。试验一般应为具有足够样本量的随机盲法对照试验。根据不同的病种和剂型要求,病例数不得少于300例。④Ⅳ期临床试验是新药上市后的应用研究阶段。其目的是考察在广泛使用条件下的药物的疗效和不良反应,评价在普通或者特殊人群中使用的利益与风险关系以及改进给药剂量等,病例数不少于2000例。

[64-66]

【答案】64. B、65. D、66. A

【解析】掌握最新医药信息,保持较高的专业水平是对执业药师继续教育的要求。须提供参加继续教育的证明是执业药师再注册的规定。对违反药品管理法及有关法规的行为或决定,提出劝告、制止、拒绝执行并向上级报告是执业药师应履行的职责。

[67-68]

【答案】67. D、68. C

【解析】可以单色印刷的非处方药专有标识是药品使用说明书和大包装。必须按照国家药品监督管理局公布的色标要求印刷的是药品标签和内包装、中包装。

[69-70]

【答案】69. D、70. C

【解析】对上市5年以内的药品须报告其引起的所有不良反应。新的药品不良反应是指药品使用说明书中未收载的不良反应。

[71-73]

【答案】71. A、72. B、73. C

【解析】我国生产及使用的麻醉药品品种(27种):可卡因、蒂巴因、可待因、双氢可待因、二氢埃托啡、地芬诺酯、芬太尼、瑞芬太尼、舒芬太尼、右丙氧芬、氢可酮、氢吗啡酮、美沙酮、羟考酮、哌替啶、阿片(包括复方樟脑酊、阿桔片)、福尔可定、布桂嗪、吗啡(包括阿托品注射剂)、乙基吗啡、罂粟秆浓缩物(包括罂粟壳提取物、提取物粉)、罂粟壳。

我国生产及使用的第一类精神药品种(7种):司可巴比妥、氯胺酮、哌醋甲酯、丁丙诺啡、γ-羟丁酸、马吲哚、三唑仑。

目前,药品类易制毒化学品分为两类,即麦角酸和麻黄素等物质。药品类易制毒化学品品种目录(2010版)所列物质有:

①麦角酸;②麦角胺;③麦角新碱;④麻黄素、伪麻黄素、消旋麻黄素、去甲麻黄素、甲基麻黄素、麻黄浸膏、麻黄浸膏粉等麻黄素类物质。(麻黄素又称麻黄碱)

需要说明两点:一是上述所列物质包括可能存在的盐类;二是药品类易制毒化学品包括原料药及其单方制剂。

[74－76]

【答案】74. C、75. D、76. A

【解析】【禁忌】应当列出该药品不能应用的各种情况，例如禁止应用该药品的人群、疾病等情况；尚不清楚有无禁忌的，可在该项下以“尚不明确”来表述。

【药物过量】详细列出过量应用该药品可能发生的毒性反应、剂量及处理方法。未进行该项实验且无可靠参考文献的，应当在该项下予以说明。

【用法用量】按疗程用药或者规定用药期限的，必须注明疗程、期限；详细列出该药品的用药方法，准确列出用药的剂量、计量方法、用药次数以及疗程期限，并应当特别注意与规格的关系。

[77－78]

【答案】77. C、78. B

【解析】预防用生物制品应包括接种后可能出现的偶然或一过性反应描述，以及出现不良反应是否需要特殊处理建议应列入说明书的【不良反应】。

用药过程中需要观察的情况及用药对于临床检验的影响应列入说明书的【注意事项】。

[79－80]

【答案】79. B、80. C

【解析】《药品管理法》第49条规定，禁止生产、销售劣药。药品成分的含量不符合国家药品标准的，为劣药。有下列情形之一的药品，按劣药论处：①未标明有效期或者更改有效期的；②不注明或者更改生产批号的；③超过有效期的；④直接接触药品的包装材料和容器未经批准的；⑤擅自添加着色剂、防腐剂、香料、矫味剂及辅料的。

《药品管理法》第48条规定，禁止生产、销售假药。有下列情形之一的药品，按假药论处：①国务院药品监督管理部门规定禁止使用的；②依照本法必须批准而未经批准生产、进口，或者依照本法必须检验而未经检验即销售的；③变质的；④被污染的；⑤使用依照本法必须取得批准文号而未取得批准文号的原料药生产的；⑥所标明的适应证或者功能主治超出规定范围的。

[81－82]

【答案】81. D、82. C

【解析】可供临床治疗选择使用，疗效好，同类药品中价格略高的药品应列入“乙类目录”。

临床治疗必需，使用广泛，疗效好，同类药品中价格低的药品应列入“甲类目录”。

[83－84]

【答案】83. B、84. D

【解析】规定列入基本医疗保险基金不予支付的药品目录是中药饮片。

以下药品不能纳入基本医疗保险用药范围：

①主要起营养滋补作用的药品；②部分可以入药的动物及动物脏器，干（水）果类；③用中药材和中药饮片泡制的各类酒制剂；④各类药品中的果味制剂、口服泡腾剂；⑤血液制品、蛋白类制品（特殊适应证与急救、抢救除外）；⑥劳动保障部规定的基本医疗保险基金不予支付的其他药品。

[85－86]

【答案】85. A、86. C

【解析】经营者以产品说明书表明商品质量状况的应保证其与提供的商品的实际质量状况相符。经营者提供的服务，按照国家规定，承担包修、包换、包退责任的应按约定履行，不得无理由拒绝。

[87 -88]

【答案】87. B、88. D

【解析】当违法事实清楚、有法定依据、拟作出数额较小的罚款(对公民处50元以下，对法人或者其他组织处1000元以下的罚款)或者警告时，可以适用简易程序，当场处罚。

听证程序：

(1)当事人要求听证的情况包括：

①行政机关作出责令停产停业的；②行政机关作出吊销许可证或者营业执照的；③行政机关作出较大数额罚款的。

(2)听证申请的提出：当事人要求听证的，应当在行政机关告知后3日内提出。

[89 -90]

【答案】89. A、90. C

【解析】(1)假药的认定

有下列情形之一的，为假药：

①药品所含成分与国家药品标准规定的成分不符的；②以非药品冒充药品或者以他种药品冒充此种药品的。

有下列情形之一的药品，按假药论处：

①国务院药品监督管理部门规定禁止使用的；②依照本法必须批准而未经批准生产、进口，或者依照本法必须检验而未经检验即销售的；③变质的；④被污染的；⑤使用依照本法必须取得批准文号而未取得批准文号的原料药生产的；⑥所标明的适应证或者功能主治超出规定范围的。

另外，擅自委托或者接受委托生产药品的，对委托方和受托方均依照生产、销售假药的法律责任给予处罚。

(2)劣药的认定

药品成分的含量不符合国家药品标准的，为劣药。

有下列情形之一的药品，按劣药论处：

①未标明有效期或者更改有效期的；②不注明或者更改生产批号的；③超过有效期的；④直接接触药品的包装材料和容器未经批准的；⑤擅自添加着色剂、防腐剂、香料、矫味剂及辅料的；⑥其他不符合药品标准规定的。

三、综合分析选择题(共20题，每题1分。题干分为若干组，每组题目基于同一个临床情景、病例、实例或者案例的背景信息逐题展开。每题的备选项中，只有一个最佳答案。)

[91 -94]

91.【答案】A

【解析】对使用该药品可能引起严重健康危害的实施一级召回。

92.【答案】D

【解析】药品生产企业是药品召回的责任主体。

93.【答案】B

【解析】药品生产企业在做出药品召回决定后，应当制定召回计划并组织实施。一级召回 24 小时内，二级召回 48 小时内，三级召回 72 小时内，通知到有关药品经营企业、使用单位停止销售和使用，同时向所在地省级药监部门报告。

94.【答案】A

【解析】药品生产企业在启动召回后，一级召回在 1 日内，二级召回在 3 日内，三级召回在 7 日内，应当将调查评估报告和召回计划提交给所在地省级药监部门备案。

[**95－98**]

95.【答案】C

【解析】Ⅲ期临床试验是治疗作用确证阶段。其目的是进一步验证药物对目标适应证患者的治疗作用和安全性，评价利益与风险关系，最终为药物注册申请的审查提供充分依据。

96.【答案】D

【解析】Ⅲ期临床试验一般应为具有足够样本量的随机盲法对照试验。根据不同的病种和剂型要求，病例数不得少于 300 例。

97.【答案】A

【解析】国家药品监督管理部门负责新药证书和药品批准文号的审批与发放。

98.【答案】D

【解析】药品批准文号的有效期为 5 年。

[**99－102**]

99.【答案】D

【解析】记录及凭证应当至少保存 5 年。疫苗、特殊管理的药品的记录及凭证按相关规定保存。

100.【答案】C

【解析】根据 2013 版《药品经营质量管理规范》第 85 条规定，在人工作业的库房储存药品，按质量状态实行色标管理：合格药品为绿色，不合格药品为红色，待确定药品为黄色。

101.【答案】B

【解析】根据 2013 版《药品经营质量管理规范》第 85 条规定，储存药品的相对湿度为 35%～75%。

102.【答案】C

【解析】根据 2013 版《药品经营质量管理规范》第 85 条规定，药品按批号堆码，不同批号的药品不得混垛，垛间距不小于 5 厘米，与库房内墙、顶、温度调控设备及管道等设施间距不小于 30 厘米，与地面间距不小于 10 厘米，故选项 C 不符合规定。

[**103－106**]

103.【答案】C

【解析】《药品管理法》第 10 条规定，中药饮片必须按照国家药品标准炮制；国家药品标准没有规定的，必须按照省、自治区、直辖市人民政府药品监督管理部门制定的炮制规范炮制。省、自治区、直辖市人民政府药品监督管理部门制定的炮制规范应当报国务院药品监督管理部门备案。

104.【答案】D

【解析】生产中药饮片必须持有《药品生产许可证》和《药品 GMP 证书》；必须以中药为起始

原料，使用符合药用标准的中药材，并应尽量固定药材产地；必须严格执行国家药品标准和地方中药饮片炮制规范、工艺规程；必须在符合药品 GMP 条件下组织生产，出厂的中药饮片应检验合格，并随货附纸质或电子版的检验报告书。

105.【答案】C

【解析】从事中药饮片药品批发企业的质量负责人应当具有大学本科以上学历、执业药师资格和 3 年以上药品经营质量管理工作经历，在质量管理工作中具备正确判断和保障实施的能力。

106.【答案】A

【解析】毒性中药饮片必须按照国家有关规定，实行专人、专库（柜）、专账、专用衡器，双人双锁保管。做到账、货、卡相符。

[**107－110**]

107.【答案】C

【解析】麻醉药品和精神药品定点批发企业除应当具备《药品管理法》第 15 条规定的药品经营企业的开办条件外，还应当具备下列条件：①有符合规定的麻醉药品和精神药品储存条件；②有通过网络实施企业安全管理和向药监部门报告经营信息的能力；③单位及其工作人员 2 年内没有违反有关禁毒的法律、行政法规规定的行为；④符合国务院药品监督管理部门公布的定点批发企业布局；⑤麻醉药品和第一类精神药品的定点批发企业，还应当具有保证责任区域内所需药品的供应能力，并具有保证安全经营的管理制度。

108.【答案】B

【解析】由于特殊地理位置原因，需要就近向其他省取得麻醉药品和第一类精神药品使用资格的医疗机构销售的，应当经企业所在地省级药监部门批准。

109.【答案】B

【解析】区域性批发企业可以从全国性批发企业购进麻醉药品和第一类精神药品；经所在地省级药监部门批准，也可以从定点生产企业购进麻醉药品和第一类精神药品。

110.【答案】A

【解析】区域性批发企业之间因医疗急需、运输困难等特殊情况需要调剂麻醉药品和第一类精神药品的，应当在调剂后 2 日内将调剂情况分别报所在地省级药监部门备案。

四、多项选择题（共 10 题，每题 1 分。每题的备选项中有 2 个或 2 个以上正确答案。少选、错选、多选均不得分。）

111.【答案】ABCD

【解析】可申请复议的具体行政行为：

①对行政机关作出的警告、罚款、没收违法所得、没收非法财物、责令停产停业、暂扣或吊销许可证、暂扣或吊销执照、行政拘留等行政处罚不服的；②对行政机关作出的限制人身自由或者对财产的查封、扣押、冻结等行政行为不服的；③对行政机关作出的有关许可证、执照、资质、资格等证书变更、终止、撤销的决定不服的；④对行政机关作出的关于确认土地、矿藏、水流、森林、山岭、草原、荒地、滩涂、海域等自然资源的所有权或者使用权的决定不服的；⑤认为行政机关侵犯合法的经营自主权的；⑥认为行政机关变更或者废止农村承包合同，侵犯其合法权益的；⑦认为行政机关违法集资、征收财物、摊派费用或者违法要求履行其他义务的；⑧认为符合法定条件申请行政机关颁发许可证、执照、资质证、资格证等证书，

或者申请行政机关审批、登记有关事项,行政机关没有依法办理的;⑨申请行政机关履行保护人身权利、财产权利或者受教育权利的法定职责,行政机关没有依法履行的;⑩申请行政机关依法发放抚恤金、社会保险金或者最低生活保障费,行政机关没有依法发放的;⑪认为行政机关的其他具体行政行为侵犯其合法权益的。

112.【答案】CD

【解析】有下列情形之一的药品,按假药论处:

①国务院药品监督管理部门规定禁止使用的;②依照本法必须批准而未经批准生产、进口,或者依照本法必须检验而未经检验即销售的;③变质的;④被污染的;⑤使用依照本法必须取得批准文号而未取得批准文号的原料药生产的;⑥所标明的适应证或者功能主治超出规定范围的。

113.【答案】BC

【解析】药品生产企业使用的直接接触药品的包装材料,必须符合药用要求,符合保障人体健康、安全的标准。

114.【答案】BC

【解析】国家重点保护的野生药材名录:

①一级保护药材名称:虎骨、豹骨、羚羊角、梅花鹿茸。

②二级保护药材名称:马鹿茸、麝香、熊胆、穿山甲、蟾酥、哈蟆油、金钱白花蛇、乌梢蛇、蕲蛇、蛤蚧、甘草、黄连、人参、杜仲、厚朴、黄柏、血竭。

③三级保护药材名称:川贝母、伊贝母、刺五加、黄芩、天冬、猪苓、龙胆、防风、远志、胡黄连、肉苁蓉、秦艽、细辛、紫草、五味子、蔓荆子、诃子、山茱萸、石斛、阿魏、连翘、羌活。

115.【答案】ABCD

【解析】国家基本药物目录的品种和数量调整应当根据以下因素确定:我国基本医疗卫生需求和基本医疗保障水平的变化;我国疾病谱变化;用药不良反应监测评价;国家基本药物应用情况监测和评估;已上市药品循证医学、药物经济学评价;国家基本药物工作委员会规定的其他情况。

116.【答案】ACD

【解析】执业药师或药师必须对医师处方进行审核、签字后依据处方正确调配、销售药品。对处方不得擅自更改或代用。对有配伍禁忌或超剂量的处方,应当拒绝调配、销售,必要时,经处方医师更正或重新签字方可调配、销售。零售药店对处方必须留存2年以上备查。

117.【答案】ABC

【解析】根据2013年1月发布的《药品经营质量管理规范》,药品零售企业的质量管理部门职责和处方审核岗位不得由其他部门及人员履行。

118.【答案】ABC

【解析】处方药必须凭处方销售,必须经过医生的诊疗;不得采用邮寄或互联网形式销售处方药。特殊药品必须按照规定销售。

119.【答案】AD

【解析】药事管理与药物治疗学委员会(组)的职责包括:

①贯彻执行医疗卫生及药事管理等有关法律、法规、规章;②审核制定本机构药事管理和药学工作规章制度,并监督实施;③制定本机构药品处方集和基本用药供应目录;④推动药物

治疗相关临床诊疗指南和药物临床应用指导原则的制定与实施，监测、评估本机构药物使用情况，提出干预和改进措施，指导临床合理用药；⑤分析、评估用药风险和药品不良反应、药品损害事件，并提供咨询与指导；⑥建立药品遴选制度，审核本机构临床科室申请的新购入药品、调整药品品种或者供应企业和申报医院制剂等事宜；⑦监督、指导麻醉药品、精神药品、医疗用毒性药品及放射性药品的临床使用与规范化管理；⑧对医务人员进行有关药事管理法律法规、规章制度和合理用药知识的教育培训；⑨向公众宣传安全用药知识。

120.【答案】BC

【解析】根据《关于禁止商业贿赂行为的暂行规定》:

①经营者不得采用财物或者其他手段进行贿赂以销售或者购买商品。在账外暗中给予对方单位或者个人回扣的，以行贿论处；对方单位或者个人在账外暗中收受回扣的，以受贿论处。②经营者销售或者购买商品，可以以明示方式给对方折扣，可以给中间人佣金。经营者给对方折扣、给中间人佣金的，必须如实入账；接受折扣、佣金的经营者必须如实入账。

药事管理与法规试卷(5)答案与解析

一、最佳选择题(共40题,每题1分。每题的备选项中,只有1个最符合题意。)

1.【答案】D

【解析】机关、院校、科研单位、药品检验机构不属于执业单位,不予注册。药品生产、经营、使用单位的执业药师需注册。

2.【答案】A

【解析】需要药品行政许可的事项:①药品生产许可,表现形式为颁发《药品生产许可证》和《医疗机构制剂许可证》;②药品经营许可,表现形式为颁发《药品经营许可证》;③药品上市许可,表现形式为颁发《药品注册证》;④药品临床研究许可,表现形式为颁发药品临床研究批准证明文件;⑤进口药品上市许可,表现形式为颁发《进口药品注册证》《医药产品注册证》;⑥执业药师执业许可,表现形式为颁发《执业药师注册证》。

3.【答案】C

【解析】野生药材物种分为三级管理:①一级保护野生药材物种系指濒临灭绝状态的稀有珍贵野生药材物种;②二级保护野生药材物种系指分布区域缩小,资源处于衰竭状态的重要野生药材物种;③三级保护野生药材物种系指资源严重减少的主要常用野生药材物种。

4.【答案】C

【解析】①《药品管理法》规定,开办药品生产企业,须经企业所在地省级药品监督管理部门批准并发给《药品生产许可证》;②为规范药品委托生产,确保药品质量安全,《药品管理法》规定,经省级药品监督管理部门批准,药品生产企业可以接受委托生产药品;③药品生产企业改变影响药品质量的生产工艺的,必须报原批准部门审核批准。

5.【答案】D

【解析】开办药品经营企业,必须具备以下条件:①具有依法经过资格认定的药学技术人员;②具有与所经营药品相适应的营业场所、设备、仓储设施、卫生环境;③具有与所经营药品相适应的质量管理机构或者人员;④具有保证所经营药品质量的规章制度。

6.【答案】B

【解析】从国家基本药物目录中调出的情形:①药品标准被取消的;②国食药监部门撤销其药品批准证明文件的;③发生严重不良反应的;④根据药物经济学评价,可被风险效益比或成本效益比更优的品种所替代的。

7.【答案】A

【解析】《关于加强基本药物质量监督管理的规定》第15条规定,基本药物生产、配送企业以及医疗机构和零售药店应当建立健全药品不良反应报告、调查、分析、评价和处理制度,主动监测、及时分析、处理和上报药品不良反应信息,对存在安全隐患的,应当按规定及时召回。

8.【答案】B

【解析】国家基本药物制度管理的环节包括基本药物的遴选、基本药物的生产、基本药物的使用。

9.【答案】C

【解析】经批准的商业企业无须具有《药品经营许可证》就可以零售经营乙类非处方药。

10.【答案】D

【解析】非处方药专有标识应与药品标签、使用说明书、内包装、外包装一体化印刷，其大小可根据实际需要设定其大小。

11.【答案】A

【解析】《执业药师资格证书》在全国范围内有效。

12.【答案】A

【解析】保存期满的处方销毁须经医疗机构主要负责人批准、登记备案。

13.【答案】B

【解析】药品发生群体不良反应的报告时限是立即，若出现死亡病例也是立即报告；新的、严重的不良反应的报告时限是15日内；一般不良反应的报告时限是30日内。

14.【答案】D

【解析】按照药品品种、规格、适应证、剂量及给药途径的不同，将药品分为处方药和非处方药。

15.【答案】B

【解析】①根据保护公众健康的需要，可以对批准生产的新药品种设立监测期；②新药的监测期可以根据现有的安全性研究资料和境内外研究状况确定，自新药批准生产之日起计算，最长不得超过5年；③监测期内的新药，国药监部门将不再受理其他企业生产、改变剂型和进口该药的申请。

16.【答案】C

【解析】医师应当在注册的医疗机构签名留样或者专用印章备案后，方可开具处方。执业医师不得为自己开具麻醉药品处方。

17.【答案】D

【解析】除麻醉药品、精神药品、医疗用毒性药品和儿科处方外，医疗机构不得限制门诊就诊人员持处方到药品零售企业购药。

18.【答案】D

【解析】主动重点监测的药品包括新药监测期内的药品和首次进口5年内的药品；被动重点监测的药品包括省级以上药品监督管理部门要求的特定药品。

19.【答案】D

【解析】参与互联网药品交易的医疗机构只能购买药品，不得上网销售药品，更不得进行医疗机构制剂的交易。

20.【答案】B

【解析】《医疗机构制剂许可证》是医疗机构配制制剂的法定凭证，应当载明证号、医疗机构名称、医疗机构类别、法定代表人、制剂室负责人、配制范围、注册地址、配制地址、发证机关、发证日期、有效期限等项目。

其中由药品监督管理部门核准的许可事项为制剂室负责人、配制地址、配制范围、有效期限。

21.【答案】B

【解析】药品标签上有效期的具体表述形式为“有效期至××××年××月”或者“有效期至

××××年××月××日”；也可以用数字和其他符号表示为“有效期至××××. ××.”或者“有效期至××××/××/××”。

22.【答案】C

【解析】①禁止在非适宜区种植养殖中药材，严禁使用高毒、剧毒农药，严禁滥用农药、抗生素、化肥，特别是动物激素类物质、植物生长调节剂和除草剂；②中药材初加工严禁滥用硫黄熏蒸等方法，二氧化硫等物质残留必须符合国家规定；③各地要结合地产中药材的特点，加强对中药材产地初加工的管理，逐步实现初加工集中化、规范化、产业化；④野生或半野生药用动植物的采集应坚持“最大持续产量”原则，“最大持续产量”即不危害生态环境，可持续生产（采收）的最大产量。

23.【答案】D

【解析】①生产中药饮片必须持有《药品生产许可证》《药品 GMP 证书》；②批发、零售中药饮片必须持有《药品经营许可证》《药品 GSP 证书》，必须从持有《药品 GMP 证书》的生产企业或持有《药品 GSP 证书》的经营企业采购。批发企业销售给医疗机构、药品零售企业和使用单位的中药饮片，应随货附加盖单位公章的生产、经营企业资质证书及检验报告书（复印件）；③从事中药饮片质量管理、验收、采购的人员应当具有中药学中专以上学历或者具有中药学专业初级以上专业技术职称。中药饮片调剂人员应当具有中药学中专以上学历或者具备中药调剂员资格；④医院进行临方炮制，应当具备与之相适应的条件和设施，严格遵照国家药品标准和省、自治区、直辖市药品监督管理部门制定的炮制规范炮制，并填写“饮片炮制加工及验收记录”，经医院质量检验合格后方可投入临床使用。

24.【答案】C

【解析】麻醉药品、精神药品、医疗用毒性药品、放射性药品、外用药品和非处方药具有特殊的标识。

25.【答案】A

【解析】行政许可项目主要有：①药品生产许可，表现形式为颁发《药品生产许可证》和《医疗机构制剂许可证》；②药品经营许可，表现形式为颁发《药品经营许可证》；③药品上市许可，表现形式为颁发《药品注册证》；④进口药品上市许可，表现形式为颁发《进口药品注册证》《医药产品注册证》；⑤执业药师执业许可，表现形式为颁发《执业药师注册证》。

26.【答案】D

【解析】①提供互联网药品交易服务的企业必须在其网站首页显著位置标明互联网药品交易服务机构资格证书号码；②通过自身网站与本企业成员之外的其他企业进行互联网药品交易的药品生产企业和药品批发企业，只能交易本企业生产或者本企业经营的药品，不得利用自身网站提供其他互联网药品交易服务；③向个人消费者提供互联网药品交易服务的企业，只能在网上销售本企业经营的非处方药，不得向其他企业或者医疗机构销售药品；④参与互联网药品交易的医疗机构只能购买药品，不得上网销售药品。此外，还应明确药品生产、经营企业、医疗机构不得采用邮售、互联网交易等方式直接向公众销售处方药。

27.【答案】C

【解析】违法生产、销售假药的直接负责的主管人员和其他责任人员在一定年限内不得从事药品生产，该年限为 10 年。

28.【答案】B

【解析】国家对医疗器械按照风险程度实行分类管理,第一类是风险程度低,实行常规管理可以保证其安全、有效的医疗器械。如外科用手术器械(刀、剪、钳、镊夹、针、钩)、听诊器(无电能)、反光镜、反光灯、医用放大镜、(中医用)刮痧板、橡皮膏、透气胶带、手术衣、手术帽、检查手套、集液袋等。第二类是具有中度风险,需要严格控制管理以保证其安全、有效的医疗器械。如血压计、体温计、心电图机、脑电图机、手术显微镜、(中医用)针灸针、助听器、皮肤缝合钉、避孕套、避孕帽、无菌医用手套、睡眠监护系统软件、超声三维系统软件、脉象仪软件等。第三类是具有较高风险,需要采取特别措施严格控制管理以保证其安全、有效的医疗器械。如心脏起搏器、体外反搏装置、血管内窥镜、超声肿瘤聚焦刀、高频电刀、微波手术刀、医用磁共振成像设备、钴 60 治疗机、正电子发射断层扫描装置(PECT)、植入器材、植入式人工器官、血管支架、血管内导管、一次性使用输液器、输血器等。

29.【答案】D

【解析】①禁止药品的生产企业、经营企业和医疗机构在药品购销中账外暗中给予、收受回扣或者其他利益;②禁止药品的生产企业、经营企业或者其代理人以任何名义给予使用其药品的医疗机构的负责人、药品采购人员、医师等有关人员以财物或者其他利益;③禁止医疗机构的负责人、药品采购人员、医师等有关人员以任何名义收受药品的生产企业、经营企业或者其代理人给予的财物或者其他利益;④经营者销售商品,给付中间人佣金并如实入账的,不属于商业贿赂。

30.【答案】A

【解析】药品抽查检验不向被抽样的企业或单位收取费用,所需费用由财政列支。

31.【答案】D

【解析】药物非临床研究质量管理规范(GLP)是为评价药品安全性,在实验室条件下,用实验系统进行的各类毒性试验需要遵守的规范。

32.【答案】C

【解析】药品零售企业的设置条件:①具有保证所经营药品质量的规章制度;②具有依法经过资格认定的药学技术人员;③具有与所经营药品相适应的营业场所、设备、仓储设施以及卫生环境。在超市等其他商业企业内设立零售药店的,必须具有独立的区域;④具有能够配备满足当地消费者所需药品的能力,并能保证 24 小时供应。

33.【答案】B

【解析】注销《药品经营许可证》的情形:①《药品经营许可证》有效期届满未换证的;②药品经营企业终止经营药品或者关闭的;③《药品经营许可证》被依法撤销、撤回、吊销、收回、缴销或者宣布无效的;④不可抗力导致《药品经营许可证》的许可事项无法实施的。

34.【答案】D

【解析】①药品名称应当使用规范的中文名称书写,没有中文名称的可以使用规范的英文名称书写;②医疗机构或者医师、药师不得自行编制药品缩写名称或者使用代号;③书写药品名称、剂量、规格、用法、用量要准确规范;④药品用法可用规范的中文、英文、拉丁文或者缩写体书写,但不得使用"遵医嘱""自用"等含糊不清的字句;⑤每张处方限于一名患者的用药。

35.【答案】D

【解析】①执业医师经本机构考核合格后取得麻醉药品和第一类精神药品的处方权;②药师经本机构考核合格后取得麻醉药品和第一类精神药品调剂资格。

36.【答案】C

【解析】特殊使用级主要包括以下几类:①具有明显或者严重不良反应,不宜随意使用的抗菌药物;②需要严格控制使用,避免细菌过快产生耐药的抗菌药物;③疗效、安全性方面的临床资料较少的抗菌药物;④价格昂贵的抗菌药物。

37.【答案】D

【解析】①非处方药可自行判断、购买和使用;②根据药品的安全性,非处方药分为甲、乙两类;③非处方药的包装必须印有国家指定的非处方药专有标识,每个销售基本单元包装必须附有标签和说明书;④非处方药经审查、批准,可以在大众传播媒介进行广告宣传。

38.【答案】C

【解析】①对临床用量大、采购金额高、多家企业生产的基本药物和非专利药品,发挥省级集中批量采购优势,由省级药品采购机构采取双信封制公开招标采购。医院作为采购主体,按中标价格采购药品。医院按照不低于上年度药品实际使用量的80%制定采购计划和预算,并具体到品种、剂型和规格,每种药品采购的剂型原则上不超过3种,每种剂型对应的规格原则上不超过2种,兼顾成人和儿童用药需要。②对部分专利药品、独家生产药品,建立公开透明、多方参与的价格谈判机制。谈判结果在国家药品供应保障综合管理信息平台上公布,医院按谈判结果采购药品。③对妇儿专科非专利药品、急(抢)救药品、基础输液、临床用量小的药品和常用低价药品(低价药品筛选标准为中成药日服费用不超过5元,化学药日服费用不超过3元),实行集中挂网,由医院直接采购。④对麻醉药品、精神药品、防治传染病和寄生虫病的免费用药、国家免疫规划疫苗、计划生育药品及中药饮片,按国家现行规定采购,确保公开透明。

39.【答案】A

【解析】非处方药专有标识图案分为红色和绿色。红色专有标识用于甲类非处方药药品。绿色专有标识用于乙类非处方药药品和企业指南性标志。

40.【答案】B

【解析】①提供互联网药品交易服务的企业必须严格审核参与互联网药品交易的药品生产、经营企业、医疗机构从事药品交易的资格及其交易的药品的合法性;②通过自身网站与本企业成员之外的其他企业进行互联网药品交易的药品生产、批发企业,只能交易本企业生产或者本企业经营的药品;③参与互联网药品交易的医疗机构,只能购买药品,不得上网销售药品;④向个人消费者提供互联网药品交易服务的企业,只能在网上销售本企业经营的非处方药。

二、配伍选择题(共50题,每题1分。备选答案在前,试题在后。每组题均对应同一组备选答案,每题只有一个正确答案。每个备选答案可重复选用,也可不选用。)

[41-42]

【答案】41. D、42. D

【解析】①用于灌装葡萄糖注射液液体的容器,必须符合药用要求;②用于直接包装药品制剂的铝箔,必须符合药用要求。

[43-45]

【答案】43. D、44. A、45. C

【解析】①国家为应对疫情发生所需的药品实行药品储备制度;②国家对第二类精神药品实

行特殊管理制度；③国家对处方药和非处方药实行分类管理制度。

[46－47]

【答案】46. D、47. D

【解析】《药品生产许可证》和《药品经营许可证》的有效期为5年。

[48－51]

【答案】48. B、49. C、50. B、51. D

【解析】①国外企业生产的药品到岸，向口岸所在地药品监督管理部门备案必须持有《进口药品注册证》；②中国香港、澳门和台湾地区企业生产的药品到岸，向口岸所在地药品监督管理部门备案必须持有《医药产品注册证》；③已在我国销售的国外药品，其药品证明文件有效期届满未申请再注册，应注销《进口药品注册证》；④医疗机构因临床急需进口少量药品，应向国家药品监督管理部门提出申请，并持有《医疗机构执业许可证》。

[52－53]

【答案】52. B、53. B

【解析】(1)生产、销售假药，具有下列情形之一的，应当认定为"对人体健康造成严重危害"：①造成轻伤或者重伤的；②造成轻度残疾或者中度残疾的；③造成器官组织损伤导致一般功能障碍或者严重功能障碍的；④其他对人体健康造成严重危害的情形。

(2)生产、销售劣药，具有下列情形之一的，应当认定为"对人体健康造成严重危害"：①造成轻伤或者重伤的；②造成轻度残疾或者中度残疾的；③造成器官组织损伤导致一般功能障碍或者严重功能障碍的；④其他对人体健康造成严重危害的情形。

[54－55]

【答案】54. D、55. C

【解析】抗菌药物分为三级：①非限制使用级：经长期临床应用证明安全、有效，对细菌耐药性影响较小，价格相对较低的抗菌药物；②限制使用级：经长期临床应用证明安全、有效，对细菌耐药性影响较大，或者价格相对较高的抗菌药物；③特殊使用级：主要包括以下几类：具有明显或者严重不良反应，不宜随意使用的抗菌药物；需要严格控制使用，避免细菌过快产生耐药的抗菌药物；疗效、安全性方面的临床资料较少的抗菌药物；价格昂贵的抗菌药物。

[56－57]

【答案】56. C、57. A

【解析】非药品不得在其包装、标签、说明书及有关宣传资料上进行预防、治疗、诊断人体疾病的宣传。对集中规模化栽培养殖、质量可以控制并符合国务院药品监督管理部门规定的条件，可以实行批准文号管理的是中药材品种。

[58－60]

【答案】58. C、59. D、60. D

【解析】《执业药师注册证》的有效期为3年；《医药产品注册证》的有效期为5年；《互联网药品信息服务资格证书》的有效期为5年。

[61－63]

【答案】61. B、62. A、63. C

【解析】合格药品为绿色。不合格药品为红色。待确定药品为黄色。

[64－65]

【答案】64. A、65. C

【解析】①新药申请是指未曾在中国境内外上市销售的药品的注册申请；②仿制药申请是指生产国家药品监督管理部门已批准上市的，与原研药品质量和疗效一致的药品的注册申请；但生物制品按照新药申请的程序申报；③进口药品申请，是指在境外生产的药品在中国境内上市销售的注册申请；④补充申请，是指新药申请、仿制药申请或者进口药品申请经批准后，改变、增加或者取消原批准事项或者内容的注册申请；⑤再注册申请，是指药品批准证明文件有效期满后申请人拟继续生产或者进口该药品的注册申请。

[66－67]

【答案】66. D、67. D

【解析】国家价格主管部门负责药品的定价。

[68－70]

【答案】68. A、69. D、70. B

【解析】(1)生产、销售假药的刑事责任

①生产、销售假药的，处三年以下有期徒刑或者拘役，并处罚金；②对人体健康造成严重危害或者有其他严重情节的，处三年以上十年以下有期徒刑，并处罚金；③致人死亡或者有其他特别严重情节的，处十年以上有期徒刑、无期徒刑或者死刑，并处罚金或者没收财产。

(2)生产、销售劣药的刑事责任

①生产、销售劣药，对人体健康造成严重危害的，处三年以上十年以下有期徒刑，并处销售金额百分之五十以上二倍以下罚金；②后果特别严重的，处十年以上有期徒刑或者无期徒刑，并处销售金额百分之五十以上二倍以下罚金或者没收财产。

[71－73]

【答案】71. A、72. C、73. B

【解析】①第一类医疗器械实行备案管理，经营不需要备案和许可手续；②第二类医疗器械实行注册管理，经营只需办理备案手续；③第三类医疗器械实行注册管理，经营需要办理许可手续。

[74－75]

【答案】74. C、75. D

【解析】①医疗机构生产的医院制剂在使用过程中出现新的不良反应，应及时向药品不良反应监测机构报告；②医疗机构在使用某企业生产的甲氨蝶呤注射液时发现药液内存在玻璃屑，应立即停止使用、就地封存，并向药品监督管理部门报告。

[76－77]

【答案】76. A、77. B

【解析】①药品生产企业生产的供上市销售的药品最小包装必须附有说明书；②药品包装必须印有或贴有标签。

[78－79]

【答案】78. B、79. B

【解析】应当按照年、月、日的顺序标注，年份用四位数字表示，月、日各用两位数表示。其具体标注格式为“有效期至××××年××月”或者“有效期至××××年××月××日”，也可以用数字和其他符号表示为“有效期至××××.××.”或者“有效期至××××/××/××”等。有效期若标注到日,应当为起算日期对应年月日的前一天;若标注到月,应当为起算月份对应年月的前一月。

[80－82]

【答案】80. D、81. A、82. A

【解析】野生药材物种分为三级管理:①一级保护野生药材物种系指濒临灭绝状态的稀有珍贵野生药材物种,药材名称:虎骨、豹骨、羚羊角、鹿茸(梅花鹿),禁止采猎一级保护野生药材物种,一级保护野生药材物种属于自然淘汰的,其药用部分由各级药材公司负责经营管理,但不得出口。②二级保护野生药材物种系指分布区域缩小,资源处于衰竭状态的重要野生药材物种,药材名称:鹿茸(马鹿)、麝香(3个品种)、熊胆(2个品种)、穿山甲、蟾酥(2个品种)、哈蟆油、金钱白花蛇、乌梢蛇、蕲蛇、蛤蚧、甘草(3个品种)、黄连(3个品种)、人参、杜仲、厚朴(2个品种)、黄柏(2个品种)、血竭。③三级保护野生药材物种系指资源严重减少的主要常用野生药材物种,药材名称:川贝母(4个品种)、伊贝母(2个品种)、刺五加、黄芩、天冬、猪苓、龙胆(4个品种)、防风、远志(2个品种)、胡黄连、肉苁蓉、秦艽(4个品种)、细辛(3个品种)、紫草、五味子(2个品种)、蔓荆子(2个品种)、诃子(2个品种)、山茱萸、石斛(5个品种)、阿魏(2个品种)、连翘(2个品种)、羌活(2个品种)。二、三级保护野生药材物种属于国家计划管理的品种,由中国药材公司统一经营管理,其余品种由产地县药材公司或其他单位按照计划收购。

[83－84]

【答案】83. B、84. D

【解析】①处方药在店内可以陈列,但不得开架自选;②第二类精神药品在店内不得陈列,必须存放在专柜中。

[85－87]

【答案】85. C、86. C、87. A

【解析】①行政处罚指药品监督管理部门在职权范围内对违反药品法律法规但尚未构成犯罪的行政相对人所实施的行政制裁。行政处罚的种类主要有警告、罚款、没收非法财物、没收违法所得、责令停产停业、暂扣或吊销有关许可证等。②药品安全民事责任主要是产品责任,即生产者、销售者因生产、销售缺陷产品致使他人遭受人身伤害、财产损失,而应承担的赔偿损失、消除危险、停止侵害等责任的特殊侵权民事责任。

[88－90]

【答案】88. D、89. A、90. C

【解析】①医疗机构为门诊患者开具的第二类精神药品一般每张处方不得超过7日常用量;②医疗机构为住院患者开具的麻醉药品和第一类精神药品处方应当逐日开具,每张处方为1日常用量;③医疗机构为门诊患者开具麻醉药品(非缓控释制剂),每张处方不超过3日常用量。

三、综合分析题(共20题,每题1分。题目分为若干组,每组题目基于同一个临床情景、病例、实例或者案例的背景信息逐题展开。每题的备选项中,只有1个最佳答案。)

[91－94]

91.【答案】A

【解析】根据《执业药师资格制度暂行规定》,中药学大专毕业后5年即可参加执业药师考试。

92.【答案】C

【解析】《执业药师资格制度暂行规定》,执业药师注册有效期为3年,有效期满前3个月,持证者须到注册机构办理再次注册手续。再次注册者,还须有参加继续教育的证明。

93.【答案】A

【解析】执业药师的主要职责是保障药品质量与指导合理用药。

94.【答案】D

【解析】执业药师继续教育实行学分制。具有执业药师资格的人员每年必须参加不少于15学分的继续教育,举办单位为中国药师协会或省级药师协会。执业药师继续教育采取学分登记制,实行电子化管理,获取的学分在《执业药师继续教育登记证书》上进行登记后,该学分在全国范围内有效。

[95-98]

95.【答案】C

【解析】基本药物遴选原则包括防治必需、安全有效、价格合理、使用方便、中西药并重、基本保障、临床首选和基层能够配备。

96.【答案】C

【解析】不纳入国家基本药物目录遴选范围的药物包括:

①含有国家濒危野生动植物药材的;②主要用于滋补保健作用,易滥用的;③非临床治疗首选的;④因严重不良反应,国家食品药品监督管理部门明确规定暂停生产、销售或使用的。

97.【答案】B

【解析】国家基本药物目录实行动态管理,原则上每3年调整一次。

98.【答案】D

【解析】应当从国家基本药物目录中调出的品种包括:

①药品标准被取消的;②国家食品药品监督管理部门撤销其药品批准证明文件的;③发生严重不良反应的;④根据药物经济学评价,可被风险效益比或成本效益比更优的品种所替代的。

[99-102]

99.【答案】D

【解析】①普通处方的印刷用纸为白色;②第二类精神药品药品处方印刷用纸为白色,右上角标注“精二”;③急诊处方印刷用纸为淡黄色,右上角标注“急诊”;④儿科处方印刷用纸为淡绿色,右上角标注“儿科”;⑤麻醉药品和第一类精神药品处方印刷用纸为淡红色,右上角标注“麻、精一”。

100.【答案】C

【解析】①药品名称应当使用规范的中文名称书写,没有中文名称的可以使用规范的英文名称书写;②医疗机构或者医师、药师不得自行编制药品缩写名称或者使用代号;③书写药品名称、剂量、规格、用法、用量要准确规范;④药品用法可用规范的中文、英文、拉丁文或者缩写体书写,但不得使用“遵医嘱”“自用”等含糊不清字句;⑤每张处方限于一名患者的用药;⑥西药和中成药可以分别开具处方,也可以开具一张处方,中药饮片应当单独开具处方。

101.【答案】C

【解析】普通处方和儿科处方一般不得超过 7 日用量;急诊处方一般不得超过 3 日用量。

102.【答案】D

【解析】①普通处方、急诊处方、儿科处方保存期限为 1 年;②医疗用毒性药品、第二类精神药品处方保存期限为 2 年;③麻醉药品、第一类精神药品处方保存期限为 3 年。

[**103 - 106**]

103.【答案】D

【解析】药品生产企业是药品召回的责任主体。

104.【答案】A

【解析】根据药品安全隐患的严重程度,药品召回分为三级:对使用该药品可能引起严重健康危害的实施一级召回;对使用该药品可能引起暂时的或者可逆的健康危害的实施二级召回;对使用该药品一般不会引起健康危害,但由于其他原因需要收回的实施三级召回。

105.【答案】B

【解析】药品生产企业在作出召回决定后,应当制定召回计划并组织实施:一级召回在 24 小时内,二级召回在 48 小时内,三级召回在 72 小时内,通知到有关药品经营企业、使用单位停止销售和使用,同时向所在地省级药品监督管理部门报告。

106.【答案】A

【解析】①在启动召回后,一级召回在 1 日内,二级召回在 3 日内,三级召回在 7 日内,应当将调查评估报告和召回计划提交给所在地省级药品监督管理部门备案。省级药品监督管理部门应当将收到的一级药品召回的调查评估报告和召回计划报告国家药品监督管理部门。②在实施召回过程中,一级召回每 1 日,二级召回每 3 日,三级召回每 7 日,向所在地省级药品监督管理部门报告药品召回进展情况。

[**107 - 108**]

107.【答案】D

【解析】新生儿、婴幼儿处方未写明日、月龄的为不规范、不合理处方。

108.【答案】B

【解析】①普通处方的印刷用纸为白色;②第二类精神药品处方印刷用纸为白色,右上角标注"精二";③急诊处方印刷用纸为淡黄色,右上角标注"急诊";④儿科处方印刷用纸为淡绿色,右上角标注"儿科";⑤麻醉药品和第一类精神药品处方印刷用纸为淡红色,右上角标注"麻、精一"。

[**109 - 110**]

109.【答案】D

【解析】麻醉药品的处方用纸颜色是淡红色。

110.【答案】C

【解析】罂粟壳的每张处方用量不得超过 3 天,连续使用不得超过 7 天,成人用量每天 3 ~6g。

四、多项选择题(共 10 题,每题 1 分。每题的备选项中有 2 个或 2 个以上正确答案。少选、错选、多选均不得分。)

111.【答案】ABCD

【解析】我国执业药师的职业道德准则:①救死扶伤,不辱使命;②尊重患者,平等相待;

③依法执业，质量第一；④进德修业，珍视声誉；⑤尊重同仁，密切协作。

112.【答案】ABD

【解析】不得发布广告的药品：①麻醉药品、精神药品、医疗用毒性药品、放射性药品；②医疗机构配制的制剂；③军队特需药品；④国家食品药品监督管理局依法明令停止或者禁止生产、销售和使用的药品；⑤批准试生产的药品。

113.【答案】ABCD

【解析】①将麻黄碱类复方制剂拆除包装，改变形态后进行非法买卖，达到定罪数量标准的，以非法买卖制毒物品罪处罚；②以加工、提炼制毒物品为目的，携带、寄递麻黄碱类复方制剂进出境，达到定罪数量标准的，以走私制毒物品罪处罚；③以加工、提炼制毒物品为目的，购买麻黄碱复方制剂，达到定罪数量标准的，以非法买卖制毒物品罪处罚；④以加工、提炼制毒物品制造毒品为目的，购买麻黄碱复方制剂，达到定罪数量标准的，以制造毒品罪处罚。

114.【答案】ABC

【解析】二级以上医院应当设立药事管理与药物治疗学委员会，其他医疗机构应当成立药事管理与药物治疗学组。

115.【答案】AD

【解析】麻醉药品、精神药品、药品类易制毒化学品、含特殊药品复方制剂、医疗用毒性药品、生物制品、多组分生化药品、中药注射剂、原料药均不得委托生产。但是，放射性药品的委托生产按照有关规定办理。

116.【答案】ABCD

【解析】公众应凭医师处方通过正规渠道购买该处方药，网站不能在网上向个人消费者销售处方药，宣称“对癌细胞抑制率达 100%，且对人体正常细胞无损害，被认为是当今世界上最理想的抗癌药物”，涉嫌以虚假信息非法销售处方药。

117.【答案】ABC

【解析】不得委托生产的药品：①麻醉药品；②精神药品；③药品类易制毒化学品及其复方制剂；④医疗用毒性药品；⑤生物制品；⑥多组分生化药品；⑦中药注射剂和原料药。

118.【答案】ACD

【解析】药品类易制毒化学品品种目录(2010 版)主要有：麦角酸、麦角胺、麦角新碱、麻黄素、伪麻黄素、消旋麻黄素、去甲麻黄素、甲基麻黄素、麻黄浸膏、麻黄浸膏粉等麻黄素类物质(麻黄素也称为麻黄碱)。

119.【答案】ACD

【解析】药品经营企业的经营范围：①麻醉药品、精神药品、医疗用毒性药品；②生物制品；③中药材、中药饮片、中成药；④化学原料药及其制剂、抗生素原料药及其制剂、生化药品。

120.【答案】ABC

【解析】《化妆品卫生监督条例》第十条规定，特殊用途化妆品是指用于育发、染发、烫发、脱毛、美乳、健美、除臭、祛斑、防晒的化妆品。